BPD（＝境界性パーソナリティ障害）のABC

──BPDを初めて学ぶ人のために──

著
ランディ・クリーガー
エリック・ガン

訳
荒井秀樹
黒澤麻美

星　和　書　店

Seiwa Shoten Publishers

2-5 Kamitakaido 1-Chome
Suginamiku Tokyo 168-0074, Japan

The ABC's of BPD

The basics of borderline personality disorder for beginners

by
Randi Kreger
and
Erik Gunn

Translated from English
by
Hideki Arai, M.D.
and
Asami Kurosawa

◆はじめに

ボーダーライン・パーソナリティー・ディスオーダー（BPD）の訳語について

BPDは、現在、ボーダーライン、境界性人格障害、境界性パーソナリティ障害、境界例など様々に訳されています。以前は、境界性人格障害と訳されていましたが、2002年に出版されたDSM-Ⅳ-TRの日本語版では、境界性パーソナリティ障害と訳されています。どの訳語も、実質的には同じものといえます。本書の本文中では、同著者の前著との関連性を考えて、境界性人格障害と訳してあります。

People with BPDの訳語について

「BPDをもつ人」と訳されることが最近では多いのですが、本書では、頻繁に出てくるため、主に「BPDの人」と訳してあります。一部、「BPDを抱える人」と訳してあるところもあります。

この本について

定義上、BPD（境界性人格障害）はその障害を持つ人と関わる人々に、大いに影響を与える人格障害です。それなのに、BPDの人が家族、パートナー、または友人とより上手く関わる方法を見つけるための正式な調査研究は、ほとんど実施されてきていません。ほとんどのメンタルヘルスの専門家が、このタイプの調査研究が緊急に必要とされていると感じています。それでも今までのところ、優先事項ではありませんでした。BPDの定義、原因、治療については、なおも未知のことが多いからです。そのため、私たちは別のアプローチを選びました。

BPDの家族を持つことが、どのように他の家族メンバーに影響するのでしょうか。私たちは、二十数名ものメンタルヘルスの専門家に3年間にわたってインタビューをしました。それから、これらの専門家に、自分たち自身が推薦する対処方略を略述してもらいました。

私たちは真のエキスパートにもインタビューをしました。BPDと診断された人たちと、BPDをもつ人たちに愛情を持っている人たちです。私たちは400人を超える人々から、この複雑な人格障害に対処するにあたってどのようにもがき苦しみ、そしてどうやって成功してきたかを聞きました。

この本は私たちが今までに自分たちで調べたことに基づいています。このテーマについての最終的なものというよりも、精錬されアップデートが繰り返されるべき進行中の仕事です。

この本の内容の一部はポール・メイソンとランディ・クリーガーによる『*Stop Walking on Eggshells*』（邦訳書『境界性人格障害＝BPD―はれものにさわるような毎日をすごしている方々へ』星和書店刊）に基づいています。

おことわり

ジャニス・M・コーウェルズは彼女の本『*Imbroglio*（訳者注＝混沌状態のこと）』（1992, Norton）で、「BPDに関して書かれたあらゆる言明では、その反対も真実である」と書いています。このような状況では、一般化がリスクを伴います。BPDの人々は、個人なのであり――診断群ではないのです。ですから、この本を読む際には、私たちの推薦していることを、自分自身の個人的状況に合うように調整してください。

この本は専門家の助言の代わりにはなりません。もしBPDをもつ誰かを大切に思っているのなら――特に子どもが関わっていたり、BPDの人が自分自身や他人に暴力を振るう可能性があるのなら――BPDの問題に経験と知識が豊富なメンタルヘルスの専門家に相談することを、強く勧めます。

用語についての重要な注意

本書では、「BPDと診断された人」あるいは「アメリカ精神医学会の診断と統計のためのマニュアル（DSM）に挙げられた9特性のうち少なくとも5つに該当するためBPDを持つと疑われる人」のことを「BPDの人」と呼びます。

同じように、「non-BPDの人」というのは、BPDの人を大切に思っている他の誰か（通常、BPDの人のパートナー、友人、子ども、親、兄弟姉妹、他の親戚）のことです。したがってこの本では、BPDの人が同じくBPDを抱えた別の人に愛情を持っているのであれば、non-BPDの人でもあるとみなされるのです（多くのBPDの人が、自分の両親か片方の親がBPDを抱えていたと疑っているので、non-BPDの人の経験に共感できるといいます)。

私たちが話したBPDの人たちは、non-BPDの人が単なるBPDをもつ人の友人、パートナー、家族を大事に思っている人々以上の存在であるのと同じで、診断だけでは計り知れない人々です。BPDの人もnon-BPDの人も、母親であり、詩人であり、重役であり、学生であり、冗談を言う人であり、芸術家であり、コンピュータおたくであり、切手収集家であり、祖父であり、活動家であり、兵士であり、その他多様なのです。BPDは人生の一事であり、全部ではありません。人々をBPDの人とかnon-BPDの人と呼ぶことで、私たちはこのような人たちを個人として矮小化したり、皆が同じだとほのめかしたりはしていません。そうではなくて、ただかさばる句や縮約形を避けようとしているのです。

加えて、私たちがBPDの人やnon-BPDの人の典型的な感情、行動、反応についてコメントする際、読者は常に例外があることを覚えておくべきです。人々が100%同じように振る舞うなどと示唆してはいません。「アクティング・アウト＝他者に向かう行動化」をするBPDの人と「アクティング・イン＝自分に向かう行動化」をするBPDの人は、正反対の方法で反応さえしうるのです。

プライバシーについての注意

この本に引用されている人々――および語られている人々――のプライバシーを保護するため、人物を特定するすべての詳細は変容されていて、すべての引用は少なくとも3人の人の経験を合成したものです。発言の実質は変わらないままになっています。

目次

第1部 ボーダーライン初歩講座

この本を読んでいるのでしたら、おそらくあなたの知っている誰かが境界性人格障害（BPD）と診断されたのでしょう。あなた自身が診断されたのかもしれません。

BPDの人たちは安定していません。ある瞬間には愛する人たちに愛情を惜しみなく注ぎ、次の瞬間には襲いかかってきます。激しく、衝動的で、向こう見ずです。

初めはこの描写を読むと、ティーンエイジャーのように人生における気分の変動しやすい段階を通過中の人や、炎のような気質を持った人のことを表していると思われるでしょう。

ＢＰＤはそれよりはるかに多くを意味しています。ＢＰＤをもつ人たちの行動は、私たちが「正常」とみなす行動とは全く違うのです。このような人たちは、衝動性、自己嫌悪、見捨てられることへの激しい恐怖、容赦ない虚無感、自分が何者であるのかわからないという感覚で、衝き動かされているのです。

ＢＰＤの人たちは、大半の状況で大半の人を相手に――特に自分を愛してくれる人を相手に――愛も嫌悪もその中間のすべてのものも、強烈に感じるような回路を持っているのです。そして長年、そんなふうだったのです。

次のコメントがおなじみのものに聞こえますか？

ＢＰＤの人またはＢＰＤ特性のある人と生活を共有している人たちは、驚くほど似た感情や経験をしています。

こんなふうに言っているのです。

- 私が何を言ってもやっても、彼女はそれをねじ曲げて、私に不利なように使うのです。
- 論理的に筋が通らないときですらも、彼はうまくいかないこと万事に関して、私を責めて非難するのです。
- 感情のジェットコースターに乗っているようなのです。家に帰ったとき、玄関で迎えてくれるのは、恋に落ちたころの思いやりある女性でしょうか。それとも、何が何でもやりたいようにしないと気がすまない荒れ狂う暴君でしょうか？
- 彼は私のことをすべて良いか、すべて悪いかの2つで見て、中間はないのです。そして私に対して一方の感じ方をしているときには、別の感じ方をしていたことがあるなんて、思い出せないのです。
- ふたりの関係で何かを求めるのは怖いです。求めれば彼女は、私が要求の多い人間だとか、私のニーズは間違っている、あるいは重要ではないと言うのです。
- 彼は私が決してしていないことをしたとか、言っていないことを言ったと責めてきます。
- 彼女が私に望むことをしようと努力します。けれども、命令を達成したと思った瞬間に、彼女が命令を変えてしまうのです。

- 困惑して、誤解されて、誤って非難されていて、疲れきって、孤立している感じがします。
- ある瞬間、彼女は完璧に正常に振る舞います。時々は、私がいかに素晴らしいか、語ってくれたりもします。そして1分後には私に叫んでいて、ドアをバタンと閉めて、全く何の理由もなしに私を脅迫するのです。
- 口論の後で私が事態を改善しようとすると、彼は私が何を言ってもやっても、ますます激怒するのです。

こういった反応の数個がおなじみのものに聞こえるのなら、良い知らせがあります。あなたの頭がおかしくなっているのではありません。何もかもあなたの非というわけではなくて、あなたはひとりぼっちでもないのです。あなたは同じ痛みや困難を経験している、父親、母親、パートナー、兄弟姉妹、その他の人々の仲間なのです。この困難はあまりに理解し難いので、愛する親しい人のBPDと長年格闘してきたある人は、次のように要約しました。「空飛ぶ猿と喋る木々で完成する魔法の国オズの真ん中にいるような感じです」

私たちは、この黄色い煉瓦の道を行く混乱をもたらす旅であなたの同伴者となるように、そして、BPDについての最善で最新の知識をあなたに与えるために、この本を書きました。

私たちは、あなたの気分とあなたが関わっているBPDの人とのやり取りを改善するのに役立つような実践的な手段を提供します。また、BPDの人と親しい間柄にある人たちが編み出してきた実践的ですぐ実行できる知恵も提供します。

もし孤立している、無力であると感じていたり絶望的な気分になっているとしたら、この本と『*Stop Walking on Eggshells*』（邦訳書『境界性人格障害＝BPD—はれものにさわるような毎日をすごしている方々へ』星和書店刊）や『*The Stop Walking on Eggshells Workbook*』（邦訳書『境界性人格障害＝BPD　実践ワークブック—はれものにさわるような毎日をすごしている方々のための具体的対処法』星和書店刊）をお読みください。正気を取り戻して安寧を見出す役に立つでしょう。

あなたの家族もまた、あなたの理解が深まるので、この本から利益を受けるでしょう。行動を個人的に受け止めないようにすることを学べるでしょう。望ましくない行動の引き金となるものを正確に指摘できるようになるかもしれません。

あなたの近くにいるBPDの人が回復や治療を受けることを望めば、この本はロードマップとなって、メンタルヘルスシステムのナビゲーターとなり、その人が最善のケアを受けるうえで役に立つでしょう。

その一方で、その人が自分が病を抱えているという考えを受け入れず、あなたの境界を守ろうとしない場合、本書は、精神科の治療を受けることなしに、よい変化を生じさせる方法を示すでしょう。

BPD：丸見えのところに隠れて

北米で少なくとも６００万から９００万の人々がBPDを抱えており、３千万あるいはそれ以上の家族がBPDをもつ誰かを大切に思っています。

しかしBPDは、より稀ではあるけれども一般によく知られている病態に比較すると、あまり知られていないままです。BPDは双極性障害と統合失調症を足し合わせたものよりも、よくみられるのです。アルツハイマー病よりBPDをもつ人のほうが50％も多いのです。摂食障害の拒食症よりも2倍も蔓延しているのです。

そうであったとしても、私たちには多くの希望があります。今日では、かつてなかったほどにBPDについてわかっています。境界性人格障害研究財団のような私立組織が、是非でも必要である調査研究を獲得するために創設されてきました。

さらにポジティブな徴候として、メディアもまた、BPDに注目し始めました。私たちは、ダイアナ妃、マリリン・モンロー、ジョーン・クロフォード、コートニー・ラブのような、BPD患者であったと示唆される有名人について、耳にし始めています。

❖BPDとは何でしょうか

あなたの家族は何かの境界線上にあるというわけではありません。この用語は研究者たちが約70年前に、BPDの人々は神経症と（現実との接触を失くした）精神障害の境界にあると信じていたので、使い始めたものです。１９７０年代までに、研究者たちはこの概念を捨てていましたが、名前だけ残ったのです（もっと良い用語は「感情過激障害」でしょう）。

ＢＰＤは何千もの研究の主題になってきました。不運にも、理解が乏しく診断が誤用されてきたので、訓練を受けていない、または調査研究に追いついてきていない一部のメンタルヘルスの専門家は、診断や治療の方法を知りません。

公式の定義

診断と統計のためのマニュアル、略してＤＳＭ-Ⅳは、アメリカ精神医学会によって出版されています。これはメンタルヘルスの専門家が精神保健上の問題を診断して治療するのに用いるガイドブックです。

ＤＳＭ-Ⅳで、ＢＰＤの人々は対人関係、自己像、感情表出において広範に不安定な様式を示すとされています。また、成人早期に始まって多様な文脈で現出する顕著な衝動性も示します。

ＤＳＭ-ⅣはＢＰＤの人々が共有する９つの特性を略述しています。これらの９つの、長期にわたり継続し、執拗で極端な特性のうち、５つを示す人は、メンタルヘルスの専門家にＢＰＤをもつと診断されるかもしれません。これらの９つの特性とは、

1　現実に、または想像の中で、見捨てられることを避けようとする死に物狂いの努力。
2　「すべて良い」と「すべて悪い」のどちらかとして人々や状況を見ること（スプリッティング）で特徴づけられるような、激しく、不安定な関係の形成。
3　不安定な自己の感覚。
4　潜在的に自己に害を与える行動につながる衝動性（例：浪費、性行為、物質乱用、高速度運転、摂食障害）。
5　自殺行動または自傷行動。
6　激しく、短期間の気分変動性、いらだち、不安感。
7　慢性的な虚無感での苦痛。
8　不適切で激しい怒りの表出、または、怒りの制御困難。
9　時として現実から引き離された感情——解離とも呼ばれる。

BPDを説明するもっと良い方法：思考、感情、行動

ＤＳＭは、一般の人たちのBPD理解を助ける意図のものでは全くありません。臨床家が診断して、適切な治療を選択するうえで役に立つように企画されたものです。

ＤＳＭの定義を分割する、すなわち、この障害を思考、感情、衝動的行動という３つのセクションに分割すると、BPDの理解と対処が容易になります。１つがもう１つへとつながり、それからまた元に返ってくるのです。私たちはこの説明を次のページの表に要約しました。

思考

スプリッティング：BPDの人は生物学的問題から、論理的推論と知覚に障害があります。人々や状況を白か黒か、「すべて良い」か「すべて悪い」で見るのです。これは「スプリッティング」と呼ばれています。自分自身のことすらも、このような用語で分類するので、１つの小さな過ちが「私は無価値な人間だ」と考えることにつながるのです。

私たちの大半は、他の人の良い性質と悪い性質の両方を同時に見ることができます。し

BPD理解の別方法： DSMを思考，感情，行動の衝動性に分ける	
思考： 知覚や論理的推論の阻害。	理想化と価値下げの極端さ（スプリッティング）。 ストレスに関係した短期間の妄想や深刻な解離症状（非常に「外れ出てしまった」状態）。
感情： 制御が乏しくすぐに変化する情動（＝emotion）（あるいは感情＝feeling）。	気分が激しく不安定で，環境の変移に強く反応する。通常数時間から何日にもわたっていらだちや不安を感じる。激烈に失望感，絶望感，不幸感を持つ。 現実の，あるいは想像上の見捨てられを避けるための死に物狂いの努力。 虚無感とアイデンティティーの欠如が気分と感情を複雑化する。
行動： 衝動的攻撃性，度を越した消費行動（食物，浪費，薬物），自傷と自殺脅迫。	少なくとも2つの自分を害する可能性のある領域での衝動性など（例：浪費，性行為，物質乱用，無謀運転，めちゃ食い）。 外に向かう行動化（アクティング・アウト）の例：浪費，性行為，犯罪，攻撃性，激怒。 内に向かう行動化（アクティング・イン）の例：自殺，擬似自殺，物質乱用，摂食障害。

かしながらＢＰＤの人は、人々のポジティブなイメージとネガティブなイメージを、同時に心の中に抱くことができないように思われるのです。１つのイメージがもう一方を追い出してしまい、反対の意見を持っていたことを思い出せないのです。

他人を自分の擁護者か迫害者と見ます。人を信頼することが困難で、過度に警戒して常に用心しており、人が自分を拒絶しようとしている徴候を探しているのです。単に誰かをほめたり尊敬したりはしません――非現実的なほどにまつりあげてしまい、避けがたいことに失望させられると叩き落とすのです。

例えば、学校や大学での難しいクラスでの初日を覚えていますか？　おそらく、どうやったらうまくやれるのか、悩んだことでしょう。ＢＰＤの人は心配以上のことをするかもしれません。簡単に絶望に陥り、「ああ、だめだ！　大学から放校になってしまう！」と考えるのです。

恋愛ももうひとつの危険な領域です。誰かと素晴らしい初デートを経験したことがありますか？　誰かとの長期的な関係を考えるのは、楽しくてワクワクすることです。しかし、ほとんどの人々は通常、何らかの展望を維持します。知り合ったばかりの人と翌日に結婚することはありません。けれどもＢＰＤの女性は、しかねないのです。「彼こそ私の生涯の愛そのものだわ！　彼なしには生きられないわ！」と考えるかもしれません。それから、性急な決断をしてしまったと気づいて、解消したくなったときには、パニックを起こして、自殺するとか彼の車に劇物の酸を投げかけるといった決断をすることもあります。

対象恒常性：これはBPDの人は、ある人（＝対象）が近くにいないと、その人の愛を思い出すことができないかもしれない、ということを意味しています。

解離：解離はBPDの人がある期間、現実から引き離されたように感じる、極端な状態です。

この感覚を描写して、あるBPDの人は以下のように言っています。「時々私は、一定の動きをこなしているロボットのように感じます。何もかもが現実だとは思えません――私の目には霞がかかり、私の周り全体で映画が進行しているかのようです。私が戻って来ると、記憶にないことをしたとか言ったとか、人に言われるのです」

感情

BPDの人たちも、私たちと同じ感情を持っています。違いは、良い感情であっても悪い感情であっても、桁違いだということです。

「BPDの人たちは、身体の90％以上に重症な火傷を負っている人のようです」と研究者のマーシャ・Ｍ・リネハン博士は言います。「感情の皮膚がないので、軽量微細なタッチや動きで苦悩を感じるのです」

気分：BPDの人は激しく、短期間の気分変動性、いらだち、不安感を経験します。ほとんどの人々は気分の落ち込んだときには、気分を改善するためのステップを踏むことができます。ある程度まで気分の表現方法を制御できます。けれどもBPDの人々には、これが困難であったり不可能であったりします。不安やいらだちは、毎日の風景の一部なのです。

虚無感：BPDの人はまた慢性的な虚無感を経験します。これはアイデンティティーの欠如に結びついています。BPDをもっているアンは「内面的に空っぽだと感じるので、いつでも忙しくしていようとするのです。パーティーを開き、新しい関係を持って、煙草を吸い、酒を飲んで、転職して、映画に行くのです。でも、何もその穴を埋めてはくれません」と言います。

強いアイデンティティー感覚がなければ、他人があなたをどう思うかということ――あるいは他人がそう考えているとあなたが思うこと――で、あなたが何者であるか決まってしまいます。他人があなたについてネガティブな感情を持っていると疑うことが、あなた自身の自分に対するネガティブな感情を強化するのです。

BPDの人たちにとっては、関係を持っている相手の人が自分を悪く思わないということが、劇的に重要になります。誰かの自分に対する気持ちを変えようとして極端な手段に出ますが、これは実際のところ反生産的となります。

怒りはBPDの人によくある感情です。家族としてあなたは、おそらく愛する人の不適切で強烈な怒りや、その怒りが制御不能であることをよく知っているでしょう。

「私の元妻は、ある瞬間には聖人のように優しく親切なのに、次の瞬間には激怒して、同じくらい唐突に元に戻るのです。彼女の瞳を見つめていれば、変化が訪れるのがわかります」と、BPDをもつ女性の元夫であるマークは言います。

しかしながら、怒りを全く表現できないか、うつ、自殺企図、自傷のような形態で内側に向ける人々もいます（この点については後でもっと語ります）。

BPDのきわだつ特徴のひとつは現実の、あるいは想像上の見捨られに対する強烈な恐怖です。実際、見捨てられ恐怖は、BPDの人があなたとの関わり合いを強くしようとする主要原動力のひとつなのです。

この恐怖から、BPDの人たちは自尊心の欠如と闘うため、恒常的に愛情と安心を得るための言葉を求めます。例えば愛する人が近くにいないとき、その人がまだ存在していて、自分を大切に思ってくれていることを確認するために、四六時中電話をするのです。

ＢＰＤの人たちはまるで救命艇であるかのように他人に必死にしがみつきます。自分自身をコントロールできないので、自分自身の混沌とした世界をもっと予想可能で管理可能なものにするために、状況と他人のコントロールを握ろうとするのです。

会話では、常に注目の焦点を自分自身に引き戻そうとして、孤独になるのを避けるために大変な努力――パートナーが食糧を買いに家を出るのを許さないなど――をするかもしれません。

恥：ＢＰＤの人は恥ずかしいと感じるだけではありません。深く恥辱を感じているのです。自分がしたことに対してではなく、自分が存在していることだけで、生まれつき出来が悪い、無価値だ、欠陥がある、と心の深いところで感じているのです。

恥、スプリッティング、見捨てられ恐怖は、衝動性と組み合わさって、炎の焦熱地獄をスタートする発火点となります。この焦熱地獄に、ＢＰＤの人は他人や自己を方向づけることになるのです。

行動

BPDの人は、同じ思考や感情で発火しているとしても、皆が同様に振る舞うわけではありません。ある人は自尊心が低くても、横柄で自信ありげなポーズの背後に隠すかもしれません。ぐちゃぐちゃになってしまって、自分自身の自己破壊的な強迫行為から身を守るために、病院に行くことが必要になる人たちもいます。

BPDの人にとって、自分の行動をコントロールすることがある種の状況では困難であっても、他の状況では完璧に有能で快適に振る舞えるかもしれません。BPDの人が、ある状況では確信を持って振る舞い、次の状況では支離滅裂になってしまうのを目にすることは、部外者にとって非常に混乱を招きます。

障害された思考や感情は、他人や人間関係を傷つけるような衝動的で自己を害する行動（もうひとつの鍵となる特性）につながります。

他者（外）に向かう行動化と自分（内）に向かう行動化：BPDの人たちは3つの方法で苦悩に対処する傾向があります。他者に向かう行動化、自分に向かう行動化、または、非常に多くの場合、両者の組み合わせです。

外に向かって行動化する人たちは、非難し、批判し、嘘をきびしくとがめさえもして、苦痛と激怒を一番愛している人々に向かってぶつけます。また、ワイルドで衝動的な外的行動をするかもしれません。無謀で見境《みさかい》のない性行為、激怒と攻撃、犯罪すらありえます。内に向かって行動化する人たちは、大体、自分の苦痛を内側に向けます。こういった人々は、自殺を試みたり自傷したり、自己破壊的な行動に向かう傾向があります。自分自身の安全のために、しばらく入院を必要とする人たちもいるでしょう。

自分に向かう行動化は摂食障害につながることがあります。あるいは、自分を苦しめる感情を制御または変化させようと試みて、薬物やアルコールを用いるかもしれません。こういった行動のせいで、多数が精神科的な治療の枠組みの中にいます。

思考と感情が損なわれると、衝動的行動につながるのでしょうか

大いに簡略化してしまえば、思考、感情、行動のサイクルは次のように機能します――そしてBPDの人々とその人の近くにいる人々との間の葛藤形成に貢献します。

BPDの女性と結婚していて、仕事で遅く帰宅したと仮定しましょう。あなたの妻は次のように反応する可能性があります。

- **思考**：「私と一緒にいたくないのだわ。おそらく、別の誰かと一緒だったのよ」
- **感情**：怒りを感じ、傷つきます。背景を常にうろついている不機嫌な気分と不安が前面に出てきます。
- **行動**：泣いて、物を投げ始め、口論をしかけ、おそらく自傷行為に及びます。
- **あなたの反応**：混乱とおそらく怒りを感じることで反応します。叫び返したり、反撃さえするかもしれません。緊張と葛藤がエスカレートします。

あるいは離婚して独身の父親で、BPDのティーンエイジャーを抱えていると想定してみましょう。あなたが再婚すると、子どもは次のように反応します。

- **思考**：「再婚相手が、お父さんの愛情をすべてとってしまうだろう。私はまったくいいところがないし、お父さんなんか嫌いだ」
- **感情**：あなたのティーンエイジャーの息子は嫉妬を感じ、見捨てられることを恐れます。

- **行動**：車を盗んで家出します。
- **あなたの反応**：混乱で反応します。息子の安全を心配し、おそらく、かなりの罪悪感と自己叱責を経験するでしょう――何度も息子が一番大切だと息子を安心させていたとしても。

このように並べてみると、この障害がＤＳＭ-Ⅳの特性2を形成する理由が明白になります。『『すべて良い』と『すべて悪い』のどちらかとして人々や状況を見ることで特徴づけられるような、激しく、不安定な関係のパターン」というものです。

この本の続きの部分では、あなた方の関係を改善する可能性を増すために、あなた自身の中で、そしてふたりの関係において、なしうる努力について述べていきます。

❖よくある関係パターン

その日その日を生き延びるため、私たちの誰もが防衛機制を用います。こういった機制は、私たちを不安や苦痛を伴う思考や衝動から保護してくれる無意識のメカニズムです。

否認はその一例です。ある女性は胸にしこりを感じていますが、癌《がん》かもしれないので検査を恐れています。そこで、何でもないと決めて、即座にそのことを忘れてしまいます。

合理化はもうひとつの例です。ある男性は父親が虐待的であったことを認められません。その考えがあまりに痛みを伴うからです。父親を偶像化したいのです。そこで彼は、父親が殴ったのは自分が「駄目な息子」だったからで、正当であったのだと決めます。

BPDの人たちは「正常な」人たちが用いるのと同じ種類の防衛機制を使いますが、極端に使うのです。BPDの人たちの一部は、子ども時代に防衛機制を発達させます。それは、恐怖、恥、見捨てられ、その他のネガティブな感情をかわすのに有用なのです。

この戦略は、大人になれば機能しなくなるのですが、BPDの人たちにとって昔からの防衛機制を断念するのは困難です。過去にはうまくいったので無意識にそうしてしまうのです（私たちの全員がある程度までこのようにします）。

BPDがどのように、ある人の思考、感情、行動をねじ曲げてしまうか、わかってきたと思いますので、これらがどのように共同作動して、あなたにとってなじみのありすぎる類の相互作用を生み出すのか、見てみましょう。私たちは相互作用を4つの「ゲーム」に分割します。

楽しいゲームではありません。そしてBPDの人は意図的に「プレー」しているわけではないのです。けれども、深く埋め込まれた複雑な防衛機制であって、野球選手にとってバットを振るのが自然であるように、BPDの人にとっては自然なものなのです。

私の感情を私の代わりに感じて

BPDの人はしばしば、苦痛な感情を他の誰かに帰することで避けようとします。これは投影と呼ばれています。非常によくあるものです。

例えば、BPDのモーラは、夫のピーターに喧嘩をしかけます。それからピーターにどうして四六時中怒っているのか尋ねます。知り合いの全員にピーターは癇癪を抑えることができないと言いふらすかもしれません。ピーターは自分が怒っている人間であり、そのことをとても上手く――自分自身からさえも――隠しているに違いないと考え始めます。

ジョーは嫉妬深く、ガールフレンドが常に愛情を保証してあげないと、去っていってしまうのではと恐れます。この行動はジョーの投影の結果なのです。彼はガールフレンドの愛に値しないと感じていて、こういった感情をガールフレンドに投影することで、それらを自分から取り去ろうとするのです。

すべてあなたが悪い

他人を責めることで、BPDの人たちは自分自身の行動に責任をとることを避けようとします。BPDの人たちは、恥と白か黒かという思考――先に言及したスプリッティング――のせいからも、このようにします。

BPDの人は自分に完璧ではない点があると、自分に欠陥があると感じてしまいます。不運にもこの方略は他人を遠ざけ、現実をぼかし、究極的にはBPDの人の恥を減らさないのです。

13歳と15歳の子どもの母親であるキャシーは、夫と最近離婚しました。仕事のため、彼女は泊まりがけで出かけないとなりません。彼女の留守中、子どもたちは自分たちで自分たちのことをします。父親は500マイル（約805キロ）も離れた所へ引っ越したからです。

キャシーが一日の出張から帰宅すると、子どもたちが家を散らかしていて、夕食を作るようにという彼女の指示に従っていないことがわかります。息子の部屋に行くと、散らかり放題で、彼女は「私が言いつけたことをしないで、家族を崩壊させているのよ！」と叫ぶのです。

自分自身が問題に関与していると考えることは、キャシーにはあまりにも苦痛なので、その状況に対する全責任を子どもたちに投影するのです。

あなたが嫌い――私を捨てないで

人々がBPDの人に近づきすぎると、BPDの人は飲み込まれそうに感じ始め、今度はコントロールされていると感じるのを避けるため、距離を置き始めます。けれどもそれから、無視されたように感じ、見捨てられたようにすら感じるのです。そこで再び近づこうとして、サイクルが繰り返されるのです。

サンドラはBPDをもつ恋人のハンクを理解できません。ふたりは遠く離れて住んでいるので、数カ月に１度しか会えません。ハンクは彼女に美しいラブレターを書き、会えるまで待ちきれないと電話で語るのです。

けれども彼女が実際に会いに来ると、彼は喧嘩をふっかけ、立て続けに彼女を批判するのです。最終的にふたりは大爆発しました。彼は怒鳴ります。彼女は泣きます。彼女はふたりの関係はおしまいだと確信しながら、飛行機で帰宅します。しかし、数日後、彼はまた電話してきて、愛している、一緒にいたいと言うのです。

あなたはジキル博士です。いいえ、ハイド氏です！

BPDの人はグレーゾーンを見るのが苦手です。BPDの人にとっては、人々も状況も真っ黒か真っ白、すばらしいか邪悪であるか、なのです。

グレッグは、新しい上司のサマンサにどう思われているのか、わかりません。先週、会社の社長に送った大事なメモに誤字があったのを見つけたとき、彼女は彼に激怒したのです。メモをくしゃくしゃにして、床に投げつけました。「どう見ても、この仕事をする資格はないわね」と吐いて捨てるように言ったのです。

けれども今日、彼が際立った新クライアントの獲得に成功したので、サマンサはスタッフ会議に出た皆の前で、彼を激賞したのでした。サマンサが誰かに、彼は会社内で急出世すると話したとまで聞いたのです。グレッグはこの矛盾した行動にフラストレーションと混乱を感じ、結果的に仕事が上手くいかなくなり始めてしまいました。

ジェーンと夫のトニーは、離婚手続きの真っ最中です。夫婦は、トニーが帰宅して、地下から彼の荷物を持ち出すという手はずをととのえました。ジェーンは約束を忘れてしまい、トニーがやって来て鍵を使って入ったとき、2階でシャワーを浴びていました。ジェーンは階下に彼の音を聞くと、彼が自分をレイプしに来たのだと確信してしまいます（一部のBPDの人は極度のストレスがかかると、妄想のような思考をすることもあります）。

このような他人への反応での極端さは、両刃の剣ともなります。ジェーンは別れた夫が自分をレイプすると考えましたが、それでも結婚前には情熱的で旋風のような求愛期間があったのであり、ジェーンがその舵取りをしていたのです。

BPD行動の引き金となるもの

BPD行動は、BPDをもつ人の経験する出来事に対する内的感情反応で引き起こされます。

よくある引き金には次のようなものがあります。

予測不可能性。皮肉なことに、BPDの人たちは予測不可能な行動をするように思われますが、しばしば他人には予測可能性を渇望するのです。対象恒常性での困難が原因かもしれません。

一貫性の欠如。同じように、BPDの人は多くの場合、非常に一貫性を欠いているのですが、周りの人たちに一貫性があって予測可能なほうが、自分自身の感情や行動を管理しやすいのです。

見捨てられ。時として、BPDの人が見捨てられたと感じうる時を予期することは容易です。すでに見てきた例が示すように、このホットボタン（核ボタン）はとても敏感なので、とても些細なことで（あるいは何もなくても）、BPDをもつ人の警報は鳴り渡るかもしれません。あなた自身ではなく、BPDの人の視点から状況を見れば、いつ、BPD反応で見捨てられ恐怖が役割を演じているのか、理解を助けてくれるでしょう。

見捨てられ恐怖は非常に強いので、BPDの人を圧倒してしまい、度を越した反応につながることがあります。例えば、ある男性がBPDをもつ妻に、自分は致命的となる可能性のある病を抱えていると伝えると、彼女は医者にかかったという理由で彼に激怒したのです。

無効化。一部のBPDの人たちは、知覚したことが無効にされてしまうような環境に生まれたと、マーシャ・リネハン博士は信じています。例えば、ある子どもが怒っていたり悲しんだりしていると、親（世話係）が「そういうふうに感じるべきではない」と言うかもしれないのです。

時間経過とともに、BPDを発症する生物学的傾向とあいまって、人の影響を受けやすい個人は、その人が見たり感じたりしていることが実際には起こっていないと何度も何度も言われた末、BPD特性を示し始めるかもしれません。

その人が成人になると、「そういうふうに感じるべきではない」または「過剰反応しているよ」といった無効化語句は、BPDをもつ人のスプリッティング、恥、恐怖への引き金となる敏感なホットボタンとなり、極度に激しい反応を生み出すかもしれません。

批判。現実の批判（BPDの人に「こんなに頻繁に職場に電話しないでほしいな」と伝えるなど）あるいは知覚された批判（あなたが無言でいて、BPDの人がなぜかと不思議に感じる時など）は、同じくらいに深刻な反応を引き起こしうるのです。

自分のBPD診断を理解しているBPDの人にとっても、ある種の出来事は引き金になりえます。含まれているのは以下のようなものです。

すべての反応をBPDのせいにされること。自分の状態についての洞察のあるBPDの人は、自分のしたnon-BPDの人を悩ませるすべてのことがBPDのせいだとされるのを、非常にわずらわしく感じます。ある女性が「確かにBPDの人たちは物事を深読みできるし、してしまいますが、私からすべての直感を奪って、私は決して二重の意味を探せないのだと示唆することは、神の与えたレーダーを剝奪するようなものです」「時々私は自分のアンテナを大幅に再調整しないといけません。でも、それを切り取り去ろうなんてしないでください。人々はいつも透明に正直なわけではなく、私はそれを感じられるのです」と言っている通りです（ところで、このコメントは、誰かに無効化されたと感じさせることが、いかに簡単であるかを指摘しています）。

レッテルを貼られ、偏見を受けること。あるBPDの人はこう言っています。「時々私はこの悪魔（BPD）と闘わねばならないことに腹が立ちます。誰もBPDのことなど好きではありません。社会も、精神科医も。私たちは渾沌としていて、攻撃的で、操作的で、世の中に腹を立てています。けれどもBPDの魂の内側を見れば（できるのであれば）、全く異なるものが見えるでしょう。恐怖。自暴自棄。見捨てられ。信じがたい繊細さ」

BPDをもつ別の人はこう言います。「うつにかかっていると認めるのですらも、十分に難しいことです。あなたがそういうことを打ち明けた後では、人々はあなたを怪しむように見るものです。まるで一番近くにある装填された38口径の銃に突進していくのを、期待しているかのように。そこでBPDを誰かに説明しようとしてごらんなさい。カギ十字を額に焼き付けて、『ヘルター・スケルター』（訳者注：ビートルズの曲名で、元々は螺旋上に上下する遊園地の乗り物を指しているが、米国では語義が曲解されて波紋を呼んだ）でもハミングし始めるほうがましです」

「さっさと良くなれ」と言われること。「私たちのひとりひとりが、何度この台詞を聞いたことでしょう?」と、あるBPDの人は物思いに耽りました。別の人はこう言います。「多くの場合、私の家族や友人はいまだに、私の脳内で何かおかしなことが起きているのを理解できないでいると思います。私の意思でこのように振る舞って、恣意的に気分を変えられると考えているようです。ハーブ療法を試せとか、しっかりしろとか、単にある種の考え方はするな、と言い続けて、長年の歪んだ思考を変容するのがどれほど難しいか、理解しないのです」

❖ＢＰＤの原因

おそらくすでに、育てられ方が原因でＢＰＤになるのだと耳にしているでしょう。おそらく「化学物質のバランス欠如」と関係していると言われたでしょう。

どのような種類の精神疾患であっても、何が引き起こすのか——生物学的なものか、環境によるのか——という論議は、鶏が先か卵が先かという論議と同じくらいに古いものです。

けれども、生物学と環境を反対のもの同士としてみることはできません。そうではなくて、円の半分ずつとみなすべきなのです。生物学も環境も両方とも境界性人格障害の原因になります。しかしながら、もっと脳について学ぶほど、精神疾患が襲ってくるにあたって、生物学が強力な、おそらく優勢と言ってもいい役割を演じるとわかってきているのです。

脳の機能不良はＢＰＤ行動の多くを説明できるでしょう。ひとたびこれが理解できれば、ＢＰＤをもつ愛する人に共感しやすくなり、特に、物事を個人的に受け止めなくなるでしょう。

理由がわからない場合でさえも、どこで事態が悪くなっているのか、細かく限定する役にも立つでしょう。あなたが親であるのなら、BPDは虐待によって引き起こされるという想定の罪悪感という重荷を、やわらげてくれることでしょう。

BPDがどのようなものであり、どのように引き起こされるのか、どのように治療しうるかを理解する有用な本は、ロバート・O・フリーデル博士の『*Borderline Personality Disorder Demystified*』です。フリーデル博士は脳機能に関する詳細で科学的に正確な情報を提供しています。

生物学的要因は3つの部分に分けられます。物理的脳、化学的脳、そして遺伝です。物理的脳は「ハードウエア」のようなもので、化学的脳は「ソフトウエア」のようなものです。遺伝は「青写真」を提供します。

物理的脳と化学的脳は実際、分離不可能です。このことをもう少し理解しやすくするため、別々に扱いましょう。

物理的脳

フリーデル博士の言うことには、過去20年ほどに私たちはPET（ポジトロン・エミッション・トモグラフィー：陽電子放射断層撮影）やMRI（磁気共鳴画像診断装置）のような、脳の内側をのぞく科学的な新道具を開発してきました。こういった道具が、BPDの人々の物理的な脳が他の人々の脳と、どのように異なって機能するのか見ることを可能にしました。

私たちはBPDをもつ人々と正常な対照群の被験者の脳スキャンを見て、BPDをもつ人々の脳は違うということを、鮮やかな黄色、赤、青などで実際に見られるのです。脳の「感情」中枢がより活発で、「論理的」中枢は不活発なのです。

脳をコンピューターのように回路で満たされているものと考えましょう。しかし、ワイヤーやマイクロチップの代わりに、脳の回路は1千億のニューロン、つまり脳細胞でできています。

これらの脳細胞は特殊化されていて、脳の一定領域に位置する特定構造に集合しています。こういった構造には「大脳皮質」や「辺縁系」といった名称があります。このような特定の構造は、思考、論理的推論、感情、運動といった特定の活動に関与しています。異なる領域には異なる「仕事」があるのですが、なおも交差していて共に働きます。

知覚と論理的推論を制御する脳のセクションで、何かがおかしくなれば、その人は思考の障害で苦しむかもしれません。感情を制御するセクションで何かがおかしくなれば、その人は感情の問題を抱えるかもしれません。衝動性を制御する部分で何かがおかしくなれば、衝動への抵抗に困難を来すかもしれないのです。

これは今現在、調査研究が活発な分野です。例えば、ある２００５年の研究で、脳の１セクションでの障害が境界性人格障害の核となる特徴、特に衝動性の原因となっている可能性を発見しました。別の研究は、脳の別の部位での機能不良が実際、自殺や自殺の試みを容易にするかもしれないと発見したのです。

化学的脳

脳細胞は互いに伝達を行います。神経伝達物質と呼ばれる強力な化学物質を通じて行うのです。神経伝達物質は、１つのニューロン（脳細胞）から別のニューロンへとシグナルを送る化学的なメッセンジャーです。ニューロンの間の伝達がすべての身体機能を維持しています。いつ蝿が私たちの手に留まるか、いつ痛みを抱えているか、情報を与えてくれるのです。

脳は多様な神経伝達物質のレベルにおいて、非常に厳密なバランスを要求します。かなりの量の研究が、バランスが崩れれば、私たちの考え方、感じ方、振る舞い方を大いに荒らしてしまうと示しています。

私たちは50ほどの神経伝達物質を知っています。大半は脳と身体の機能の制御において、少なくとも1つの特別な仕事があります。いくつかは複数の仕事をします。

例えば神経伝達物質のセロトニンは、体温と眠りにつく能力の調整を助けます。これはまた、BPD、うつ病、拒食症、強迫性障害のような状態においてもある役割を演じるのです。

ジョー・カーバーは、神経伝達物質を車の中の液体のようなものと考えることを提案しています（ジョー・カーバーのホームページ www.drjoecarver.com は、ひとつの偉大な情報源です）。エンジンオイル、変速機溶液、ブレーキ液、あるいは不凍剤などです。車では、これらの液体のレベルが測定され表示されます。

不運にも、身体には神経伝達物質用に組み込まれた計量装置がない、とカーバー博士は言います。専門家は代わりに、特定の神経伝達物質のレベルと関係している思考、行動、気分、知覚、言語での指標を探して、神経伝達物質のレベルを評価します。

ＢＰＤの人たちでは、フリーデル博士いわく、こういった回路の一部が、適切に機能しないのです。非常に単純化していうと、いくつかの神経伝達物質のレベルが低すぎたり、高すぎたり、または他の多くの阻害のどれかを抱えているのです。これは、多数の理由で起こりえます。

通常、ＢＰＤの人々にとって変調しているのは、感情を制御する回路と衝動を制御する回路と並んで、思考法、論理推論法、情報処理法を制御する回路です。

遺　伝

ＢＰＤの子どもとＢＰＤではない子どもの両親は、なぜ2人が違うのかという理由を知りたく思うでしょう。その答えは遺伝子にあるかもしれません。

私たちは生物学的な親から遺伝子を継承します。遺伝子が髪や目の色を決定します。他の特性に影響し、病気でも役割を演じます。

例えば糖尿病の人は、組み合わさって糖尿病を引き起こすような遺伝子のグループを受け継いだのです。双極性障害（躁うつ病）のような精神疾患は、遺伝的に伝わるように思われます。アルコール依存症ですらも、今ではある種の遺伝子に関連づけられています。

フリーデル博士は境界性人格障害を特徴づける特性を引き起こす遺伝子が、少なくとも2つ、そしておそらく4つか5つあるように思われると言います。遺伝子は衝動性、感情の規制、あるいは脳の思考能力や知覚能力での問題をコントロールする可能性があるのです。

厳密に言うと、遺伝しうるのはBPDではありません。そうではなくて遺伝する可能性があるのは、組み合わさるとBPDを構成することになる特性——攻撃性、うつ、興奮しやすさ、怒りやすさ、嗜癖への脆弱性などの特性——です。

BPDには数個の異なる遺伝子が関与しているでしょうから、一家族の中のある人はBPDを抱え、別の人は抱えないことになるのです。両親のどちらもBPDをもっていないとしても、それにつながりうる遺伝子のいくつかを持っているかもしれないのです。

このようなふたりが3人の子どもを持ったと仮定しましょう。これらの子どもたちのうちの2人は、BPDにつながるような遺伝子のどれも持つことなく生まれ、3人目ではBPDが発生するような形で遺伝子が結合するかもしれないのです。

この情報はBPDをもつ人々の親によっては、ほっとするものでしょう。フリーデル博士が指摘するように、遺伝子は選べませんし、子どもに伝える遺伝子も選べないのです。これこそが、人間の生物学が機能する方法なのです。

環境的原因

性的、身体的虐待

BPDについて少しでも読んだことがあるのなら、おそらく性的、身体的、感情的虐待が境界性人格障害を引き起こすと耳にしてきているでしょう。DSM-Ⅳは BPDの人のうちの75%が虐待を受けていると述べています。この統計は広範囲に引用され、額面通りに受け取られています。

実際、非常に多くのBPDをもつ人が虐待——時には長年にわたる虐待——の犠牲者です。見捨てられることは、ただの想像上のものではなく、現実なのです。ネグレクト、虐待、搾取が、このようなBPDの人の人生の背景を形成していて、犠牲者はダメージを解きほぐすことに一生かかってしまいます。

その一方で、DSM-Ⅳが述べるように、BPDをもつ人々の25%が虐待を受けていません。もっと目を見開くべきなのは、虐待された人のごくわずかな一部だけがBPDを発症するということです。

この75%という統計は、この結論につながった研究が以下のように不公平なものであった理由からも、再考を必要とします。

- これらの調査研究プロジェクトで引用された虐待歴は、BPDをもつ人々の自己報告に依存しています。換言すれば、研究者たちが各BPDの人に虐待されたかどうか、質問したのです。BPDが誤った知覚や論理的推論で特徴づけられることを考えると、自己報告というのは、障害がどのようにみられ治療されるべきかを決める、科学的に正確な尺度になる可能性が低いのです。
- 私たちは研究者たちがどのように虐待を定義し、範疇化し、測定したのか、必ずしも知りません。特に感情的虐待は、量化することがほとんど不可能です。

- ゼロではないにしても、どの研究であれ、参加した男性は非常に少数ですが、DSM-Ⅳによれば、BPDをもつ人のうち４人に１人は男性です。専門家は、男性は虐待されにくいので、少数派なのであろうと説明します。もしこれが本当ならば、男性の存在が研究結果を変えうるということになります。
- 私たちは、メンタルヘルスの問題で治療を求める女性のうち何人が虐待されているのか知りません。

他の環境的原因

人々は虐待に注目します。その一方で他の多数の環境状況が損なわれた生物学的要因と一体化して、BPDを発症させる理想的状況を生み出すのです。

万人のパーソナリティーは、その人の成長する環境で形作られます。良いこともあります。親友、優しいお兄ちゃん、フットボールや芸術の才能、賞賛と注目をもたらす学問などです。

それほど良くないこともあります。子ども時代に親をなくす、あるいは危険な地区に住んでいるといったことです。私たちは皆「正常な機能不全」の中で成長し、そのことは私たちにも影響を与えます。私たちの文化とその基準、文化が期待するものも、私たちに影響します。

以下は、家族内でありうる経験で、個人のこの障害への生物学的素因を強化しうるものです。

- 親による非効果的な子育てや非効果的だと思われる子育て
- 親と子の気質とパーソナリティーの間の調和不足
- BPDをもつ人のネガティブな知覚を強化するような家庭状況
- 突然の喪失や知覚された見捨てられ体験。これは、例えば、離婚や、下に生まれた赤ん坊による地位剥奪からさえも生じうるのです。

それから、その人の家庭を超えた社会的経験というのもあります。

- 頻繁な引っ越しにより大家族ではなくなること

- ＢＰＤの人が特に脆弱であるような文化的または宗教的慣習。例えば、一部の宗教的信念では、事実上スプリッティングを推奨します。一部の社会的メッセージは白か黒かという思考を促します。商業広告メディアは衝動買いを勧めます。性的偏見は女性に対する複雑なメッセージを生み、一部の女性が見捨てられたと感じる現実的な理由を与えてしまいます。
- 人種差別と性差別は、すでに自尊心が低い人にひどい影響を与えます。これは特に男性なしでは感情的にも経済的にも生き延びられないと信じさせられている女性で顕著です。時として、見捨てられ恐怖は現実的なものなのです。

とはいえ、これらの状況のうちの１つまたは複数が、事実上すべての人の人生に見出されます。１つだけ例を挙げると、全結婚のうちの半数近くが離婚に終わります。離婚した両親の子どもたちは確かに、自分たちの状況から特別な痛みを経験しますが、皆がＢＰＤになってしまうわけではないのです。

ですから上記のリストが馴染み深いものに見えても、罪悪感を持たないでください。家庭で同じ虐待、別離、悪い子育て――あるいは共同体の中での人種差別、性差別、偏見、拡大家族の喪失──にさらされた多くの人々が、境界性人格障害を発症しないですむのです。

リスク因子──「原因」ではなく

今日有能な臨床家は、何か1つのものがBPDを引き起こすわけではないと認識しています。実際、原因について全く語らないほうが正確です。代わりにリスク因子という用語を用いるのです。

リスク因子というのは、聞いた通り──存在すると、他の何かが発生するリスクを増すもの──です。より多くのリスク因子があるほど、リスクは大きくなります。

少しの間、別の医学的病態、心臓病について語りましょう。

家族に心臓病の病歴がある男性を想像してください。それから、彼が脂肪たっぷりのペストリーや大量の高脂肪、高コレステロールのファストフードを食べて成長すると想像します。最終的に、この男性が雪かき中に心臓発作で死ぬというのを想像してください。

何が彼の死を引き起こしたのでしょう？　雪かきでしょうか？　高脂肪の食事でしょう

か？　それとも、彼の遺伝的な病歴が、彼を心臓病に罹患しやすくしたという事実でしょうか？

答えは、3つすべてです。この男性の家族歴と良くない食事習慣は、雪かきという過度の労働から心臓発作を起こす可能性を高めるのに貢献したリスク因子です。

けれどもリスク因子は厄介です。いくつかを取り除けても、必ずしも顛末は変えられません。ジム・フィックスは30年近く前に、アメリカ人にフィットネスを意識させたという功績を認められています。体重超過のヘビースモーカーであったフィックスは、ジョギングを始め、体重を落とし、喫煙をやめ、フィットネスを改善したのです――それでも54歳で重度の心臓発作で亡くなってしまいました。

彼の家族には早期心臓疾患の長い歴史があることが判明し、おそらく彼の健康改善努力は彼自身の死を遅らせる役に立ったでしょうが、遺伝子の遺産を全面的に逃れることはできなかったのです。

❖遺伝、脳、環境がどのように相互作用するのでしょうか

私たちは物理的な脳、化学的な脳、遺伝を別個に見てきましたが、これらは織り合わさっています。一切れのチョコレートケーキから砂糖、卵、小麦粉を分離できないように、分割できないのです。遺伝、物理的・化学的脳、私たちが育てられた環境は、相互に作用してBPDを生み出すのです。

どのように人々の生物学的特性が環境状況と相互作用して、境界性人格障害を発症するのか、その詳細についてはなお、私たちの知らないことがたくさんあります。もっと大事なことは、フリーデル博士が『*Borderline Personality Disorder Demystified*』で書いているように、ある人の環境状況がBPDを引き起こすとは、決して示されていないのです。「同じ虐待、別離、悪い子育てにさらされた多くの人々が、境界性人格障害を発症せず、一部のBPD患者はこういった環境的リスク因子のどれも経験していない」また、「ある人が境界性人格障害を発するには、生物学的リスク因子と環境的リスク因子の、何らかの決定的な組み合わせが必要である可能性が非常に高い」とフリーデル博士は書いています。

❖BPD行動がどのようにnon-BPDの人に影響するのでしょうか

多くのBPDの人々は、見捨てられることに怯えてとても批判的になり、簡単に激怒するので、近くにいる人々は最終的にその人と別れたくなってしまいます。それから、BPDの人は自分自身についてひどい気持ちになるので、痛みの原因に直面できず、他人を責めて自分自身を犠牲者の役割に当てはめます。自己を嫌っていながら、自分を嫌っているとして他人を糾弾するのです。

BPDははしかのように感染力のあるものではありません。しかしながら、長い間BPD行動にさらされた人々は、意図せずして、BPDをもつ人の病の中核部になってしまうのです。Non-BPDの人はこういった行動を個人的に受け止め、罪悪感、自己叱責、うつ、激怒、否認、孤立、そして混乱という毒性の循環に囚われたように感じます。

私たちが関係の中の全問題に関して、BPDの人を責めているように見えるかもしれません。そうではないのです。時々non-BPDの人は知らず知らずのうち、事態を悪化させるようなやり方でBPD行動に反応するのです。

その結果はといえば、本当はBPDをもつ人に属している感情や行動への責任をnon-BPDの人が受け入れるので、BPDをもつ人の不健康な行動が強化されてしまうのです。

以下に挙げるのは、BPDを抱えていない人々が、近くにいる人が境界性人格障害を抱えているときに、適応を試みるいくつかの方法です。

- BPDの人が普通ではない振る舞いをしていることを否認したり、BPDの人の行動に対して弁明する。
- BPDの人が力強くnon-BPDの人の知覚が完全に誤っていると主張すると、自分自身を疑ってしまう。
- 感情的あるいは肉体的にその状況から離れて、引きこもる。
- Non-BPDの人はあらゆる問題へのあらゆる責任を受け入れるようになる。これは、BPDの親を持つの子どもの場合、極度に有害である。
- Non-BPDの人はうつ、悲嘆、強い疲労を経験し、BPDの人が自分を無条件に愛してくれて、何も間違ったことをしないと考えていたときのことをはっきりと覚えていて、その頃を恋しく思う。

- BPDをもつ人の非難、批判、糾弾への応答として、怒りや激怒で反応する。
- 罠にはまって動けず、無力であると感じる。
- 飲みすぎ、過食、薬物使用などの不健康な習慣を身につける。
- PTSD（心的外傷後ストレス障害）の症状を含め、身体的疾患を発症する。
- BPDの人に対処するストレスにより、non-BPDの人も歪んだ方法で考えるようになる。

BPDをもつ人の予測不可能な行動や気分変動性は、友情を困難にします。パートナーはしばしば、BPDをもつパートナーがnon-BPDの人に友人や家族との結びつきを切るようにと主張することに気づきます。ふたりの関係と家族の間での選択を強制されると、家族はいつでも2番目になるのです。孤立と共依存が両者にとって問題になります。

Non-BPDの人は個人的な代償がどのようなものであろうとも、勇敢で英雄的な親切行為を実行するかもしれません。多くのnon-BPDの人は、BPDをもつ人のために自分自身のニーズを後回しにしたり喧嘩を避けたりすることで、「助けている」と想定しています。

制御できないほどの激怒や他のBPD行動は、本当にBPDの人を幸せにするのでしょうか？　いいえ。どのBPDの人にでも聞いてごらんなさい。そしてひとりのnon-BPDの人がこの行動を我慢しても、他の人々は我慢しないので、そのBPDの人は孤立してしまうかもしれません。

BPDをもつ妻のひどい子ども時代を償ってやるために、長年、事態を丸く収める役をしてきたひとりのnon-BPDの人は言いました。「私は彼女が何をしでかしても、彼女を見捨てないことに集中していました。ある日、私は代わりに自分自身を見捨てたのだと気づいたのです」

カーバー博士が指摘するように、同じことは、コントロールしたり虐待する人たちと親密な関係にあるパートナーにも、起こる可能性があります。他の人々が虐待を指摘するかもしれませんが、家族はその意見を聞こうとしません。

特定の関係でどのようにBPDがnon-BPDの人に影響するでしょうか

Non-BPDの人が日常、BPDにどのように対処しているかは、ふたりの関係がどのようなものであるかによって異なります。

BPDをもつ子どもの親

BPDをもつ子どもの親は、致命的な打撃を二重に受けるようなものです。障害のある子どもをもつ苦悩は、十分な困難に思われます。そして、助けを求めると、大半の専門家が、子どもの苦しみに対して親に責任がある、と考えていることがわかるのです。

ホーレス博士はパティーの父親ですが、パティーは極度に機能性の低いBPDの人で、摂食障害と物質乱用の問題も抱えています。『*The Journal*』というカルフォルニア精神疾患患者同盟の出版物で彼は「娘は朗らかな子どもであったし、父親にとっては小さな薔薇のつぼみであり、母親にとっては砂糖菓子パンのようなものであった」と述べています。

現在、ホーレスと妻のゲイルは、自殺願望のある子どもを生かしておくため、そしてその子に自分が思い込んでいるような、「生まれるべきではなかった人間以下の生き物」などではないとわからせるために、日々闘っています。

ホーレスには頭髪の生え際に、娘の身体的攻撃のひとつの結果である7インチ（約18センチ）の傷があります。ホーレスは、父親として自分は娘が反抗している「権威」を代表しているのだと言います。

「娘の頻繁な激怒の間、私は決まって責められ、ののしられ、おかしな性的な行為をしたと糾弾されます……彼女の言葉遣いは、私が海軍で戦地勤務をした際の船員たちよりひどいものでした」

彼女の母親であるゲイルは「この病は、パティーのように深刻なものだと、私たちからまさに人生の本質を吸い取ってしまいます。善意の親族や友人が、パティーが私を殺しかけていると警告しています」と書いています。

夫婦が治療を探し求めたことが、さらなる傷を被らせました。ホーレスは「私が出会ったほとんど（のメンタルヘルスの専門家）は自動的に私が娘に性的虐待をしたと想定したのです。そのようなことはしていません。BPDをもつ娘の父親は自動的に『子ども虐待者』という汚名を着せられるのです」と言います。

『*Stop Walking on Eggshells*』（邦訳書『境界性人格障害＝BPD―はれものにさわるような毎日をすごしている方々へ』星和書店刊）という本や『*Hope for Parents: Helping Your Borderline Son or Daughter Without Sacrificing Your Family or Yourself*』（邦訳書『BPDをもつ子どもの親へのアドバイス』星和書店刊）という本で、さらにBPD

の子どもをもつ親の問題について学ぶことができます。

BPDの親をもつ子どもたち

BPDをもつ親で、自分の障害に気づいていて、自分の症状で子どもたちを害さないようにしている人たちは、偉大な親です。このような親は、多くの場合、症状が出ている際に症状を穏やかに拭い去ってくれるパートナーに助けられています。

しかし一般に、BPDを定義する特性は、親になるということと上手く調和しません。もうひとりの親や別の誰かが周りにいて、いくつかの行動の影響を中和する役に立ってくれれば、大きな助けとなります。けれども、これには限界があるのです。1人の人物には2人の親がいます。そのうちの1人が世の中をBPDレンズを通して見れば、その子どもの世界や自己展望もまた歪んでしまう可能性があります。

私たちはBPDの人々が自分の子どもを愛していないとほのめかしているのではありません。他の親たちと同じように、愛しているのです。問題は、率直に言って、子育ては骨が折れるということです。私たちの中で最も人間ができているような人々でも、忍耐と力を試されるものです。

ここで、子どもを育てることの報酬が目に見えるようになるまでには何年もかかるということを考慮してください。BPDの人は即時の満足を求めます。子どもたちは衝動的で、自分の最初の衝動を自制するには誰かの助けが要りますが、BPDの人も衝動的なのです。激怒の犠牲者となる子どもたちは、怒りと恥を学びます。けれども激怒はBPDの特徴なのです。子どもたちの感情は四方八方に飛びますが、BPDの人の感情も同じことです。

子どもたちには一貫性が必要ですが、「非一貫性」はBPDの特性です。年齢次第で、子どもは絶え間ない注目を必要としますが、機能性の低いBPDの人は自分自身の生活さえもほとんど管理できないのです。子どもたちは時としてショーのスターになることが必要です。BPDをもつ人の中にはその役をあきらめられない人たちがいます。

子どもたちは家族から境界線について学ぶものです。一方または両方の親がその模範例として行動できない場合、子どもは指導を受けないままになります。一部のBPDの人は高い度合のコントロールを持つ必要があります。それにより子どもは反抗することが保証されるのです（子どもはいずれにしても反抗するものです。親が非常にコントロールできていれば子どもは十分に反抗することができます）。

多くのBPDの人が大人にとって操作的に見えます。子どもは親を自分の生死に関わる神のミニチュア版とみなすのですから、恣意的で、有害で、一貫性のないBPD行動は、子どもに大きな傷跡を作ってしまい、それから癒えるのに長い年月を必要とします。

『*How to Survive a Borderline Parent*』の著者であるキム・ロスによると、制御不能なBPDの親をもつことの長期的影響には以下のようなものがあります。

- 不安、過敏性、さらにはPTSD（心的外傷後ストレス障害）。
- 何かを手に入れ損ねたという感覚。子どもは、ある種の生活技能を学ばなかった、または、仲間たちと同じ経験をしなかったと認識するかもしれません。
- 境界の問題。境界がからみあったり、自己防衛のための壁を立てたり、その両方かもしれません。一部の子どもは誰を（そして、いつ）招き入れるか、誤った扱いを受けたときにはどうやって境界を設定するのか、理解することに困難が生じるでしょう。何より、他人を信頼することが困難なのです。
- 自分自身を後知恵で批判したり、自分自身の直感を信頼しなかったり、自分自身の決断に自信が欠如しているといった多様なこと。
- 自己否定。子どもは、他の皆が優先され、他の皆のほうが重要であると信じながら成長してしまう可能性があります。自分自身のニーズよりも他人のニーズを優先するかもしれないのです。

幸運にも、子どもたちを承認する（ヴァリデイション）、無条件の愛を示す、他の大人（教師や友人の親など）との接触を促す、そして他の色々な形で、外部の人間が――たとえ接触が短時間でも――子どもに多大な影響を与えることができます。特に祖父母は、強力でポジティブな影響を与えられます。

クリスティン・ローソンの『*Understanding the Borderline Mother*』は素晴らしい本です。

BPDをもつ人々のパートナー

BPDの人とnon-BPDの人の恋愛関係の始まりは、非常にエキサイティングなものになりえます。白か黒か、「すべて悪い」か「すべて良い」かという思考のせいで、BPDの人はしばしばnon-BPDの人をことさら崇拝します。

けれども、このような早い時期にはBPDの人を魅惑的にする同じ条件が、後にはふたりの関係をはるかに痛ましいものにするのです。BPDをもつ人のパートナーは、あらゆる種類の行動を報告しています。それらは暴力的な激怒、一緒にいてほしいという懇願とか注目してほしいというやけ気味の渇望などです。

このような関係にあるnon-BPDの人は、しばしば、十分な愛を見せさえすれば事態が改善するものと確信して、パートナーをなだめようと大いに努力します。BPDをもつパートナーと別れると脅かすと、自殺の脅迫でおびやかされるかもしれません。離婚すると実際に決めると、法廷組織の中で困難な闘争に直面する可能性が高いのです。

BPDをもつ人のパートナーの大半——特に女性——は、自分たちの関係が家庭内虐待と類似した方法で循環していると感じます。第一段階は、緊張が増していく時期で、これは関係が穏やかで幸せな時期へと続く場合もありますが、そうでない場合もあります。第二段階は感情的攻撃や言葉による攻撃で特徴づけられ、第三段階は沈静化です。穏やかな時期へと回帰するのです。時としてBPDをもつ人のパートナーはこの時期に許しを求めます。それから、サイクルが繰り返されるのです。

虐待的なパートナーと生活している多くのnon-BPDの人——特に男性——は、自分自身を虐待の犠牲者とはみなしません。ですから、援助を求めないのです。その代わりに、感情的虐待や言語的虐待へとエスカレートしていくエピソードを、パートナーの特徴を示すものではないとして看過するのです。選択的に良い時期を記憶し、パートナーは「本当は」良い振る舞いをすると信じることを選ぶのです。

Non-BPDの人の中には、どんなに悪いものであっても何らかの関係を持っていないと、「完全」には感じられない人たちがいます。こういう人たちは自分自身を、優れた共感的な世話係で、主たる関心事が常に別の誰かのニーズとなっている、と見ています。

このような人たちは、修正を必要とする人たちに惹かれます。その人自身が専門家の手を借りて初めて修正できるような、重大な問題を抱えた人たちです。このような世話係は、ひとたびパートナーの問題を解決すれば、魔法のように、完璧な恋人になると信じているのです。

BPDの人との結婚や親密な関係にいかに対処すべきか、というテーマは十分、数冊の本を構成します。Eggshell Press社の『*Love and Loathing: Protecting Your Mental Health When Your Partner Has Borderline Personality Disorder*』（邦訳書『愛した人がBPDだった場合のアドバイス』星和書店刊）から手をつけてもいいでしょう。

❖ＢＰＤの治療

異なるタイプのセラピーについて語る前に、まずは以下の重要な問いを考察してみましょう。

- あなたの愛する人は、あなたが最後通牒を出したからではなく、自分自身の理由から、誠意をもって変わることを望んでいますか？
- ひとたび治療を受け始めたら（そういうことが起こるなら）、あなたの愛する人はセラピーの厳しい課題とセラピーの含意するすべてを実行することに前向きでしょうか？

治療の成功の前には準備と前向きな態度が存在せねばなりません。

あなたの愛する人は治療の準備ができていますか？

包み隠さずに言えば、問題が煙草をやめることでも、境界設定の方法でも、複雑な生物学的障害を克服して回復を維持することでも、変化は、変化を起こそうという強烈な願望がなければ起こりません。

不運にも、変化というものはほぼ不変的に嫌われて——恐れられてさえ——いて、動機があったとしても実行が困難です。

ちょっと時間をとって、あなたのBPDをもつ人の瞳を覗いてみましょう。その人の精神はごった返し状態であり、感情は制御不能、毎日、恐怖を持って生きています。自分自身にとっても、自分と他人の人間関係にとっても破壊的な方法で対処することを身につけています。衝動的な行為を軌道修正することは困難です。その人の生活様式は混沌としています。あなたのBPDをもつ人が否認していても、内的人生は地獄であることが確実です。

こういったことのすべてが、治療を求める優れた理由のように思われますか？　もちろんです。けれどもアクティング・アウト（行動化）しているBPDの人は、通常自分に問題があることを否定し、誰かに問題があるのだとすればそれはあなただと主張するのです。

前に論じた欠陥のある思考や精神回路のせいで、問題が極端で明白な場合でもこのようにするのです。

すでに論じたように、BPDの人にとっては――人格障害を抱えていると認めることはおろか――自分のどこかが完璧でないことを受け入れれば、恥と自己疑惑の渦へと巻き込まれてしまうのです。

空っぽで、事実上自己がないと感じているのを想像してください。所有しているささやかな自己にどこか悪いところがあると認めることを考えてください。BPDをもつ多くの人にとって、これは存在することをやめるようなもの――誰にとっても恐ろしい感覚――です。

これを回避するため、BPDの人は強力で、よくある防衛機制を用います。否認です。明白な反証があるのに、自分には何も悪いところはないと主張するかもしれません。無意識に、自分の空虚さや恥に直面するよりも、自分にとって非常に大事なもの――仕事、友人、家族――を失うことを、まだましだと思うかもしれません。このことをひとたび理解すれば、BPDを抱えながら治療を求めるBPDの人たちの勇気を、心から高く評価できるでしょう。

これを別の見方で見てみましょう。あなたが取得不可能と思っていた学位を取れたときのことを考えてみましょう。思い出してください。この目標を達成しようというあなたの激しい願望と、長年をそのために費やすことへの前向きな態度が、これを可能にしてくれたのです。

ここで、あなたには何らかの目標を設定することが不可能であると想像してください。他の誰かがその学位をあなたに取らせてくれるという可能性は、特に4年以上もかかるうえ、変化を残りの人生の間ずっと維持しなければいけないとしたら、どの程度のものでしょう？

否認は、自分自身の痛みや苦悩に直面するという制御できない恐怖を覆い隠し、愛する人々の促しにもかかわらず、多くのBPDの人々が治療を求めたり受け入れたりすることを難しくします。実際、BPDの人に問題があると継続的に指摘することは、普通、状況をより悪くしてしまうのです。大いに気をつけてください。

BPDの治療のバラエティー

あなたの家族が治療を受け始めることに前向きであれば、2つの一般的な範疇から選択ができます。脳の化学的バランス失調を平衡させるための薬物治療と、自己破壊的な振舞いやアクティング・アウトを変化させるため、BPDの人に自分の状況への洞察を与えることに焦点を合わせたセラピーです。通常、メンタルヘルスの専門家は最大限の有効性を求めて、セラピーと組み合わせて薬物治療を用いることを推薦します。

薬物治療

パーソナリティー全体を治療するような薬物はありません。セラピーと並んで、薬物治療はBPDをもつ人の歪んだ思考や感情、行動を変化させる役に立ちます。多くのセラピストは、薬物が患者をセラピーの課題をこなすのに十分なだけ、感情的に安定させると信じています。

心理学者のジョー・カーバー博士によれば、薬物療法はいくつかの方法で機能します。

- 一部の薬物は神経伝達物質の模倣をし、元々の神経伝達物質が存在するかのように、反応の引き金となります。
- 一部は（パキシルのように）神経伝達物質が周辺のニューロンに吸収されることを阻害します。このプロセスは再取り込みの阻害として知られていて、通常、私たちの必要とする神経伝達物質をより多く生産します。
- 中には神経伝達物質の放出を強制するものもあり、過大な効果を生みます。コカインはノルエピネフリンとドーパミンに対してこのように働きかけ、ＭＤＭＡ（クラブでよく使われる麻薬のエクスタシーなど）はセロトニンに同様に働きかけます。
- 他の神経伝達物質の生産を遅らせたり、減らしたりすると知られている神経伝達物質を増やす薬物もあります。
- 一部の薬物は神経伝達物質の放出を完全に阻害します。
- 神経伝達物質の蓄積を阻害し、貯蔵されているものを外に出して威力を喪失させるという薬物もあります。

もしあなたの精神科医が薬物を推薦したら、以下の質問をしてください。

- 効果が出るまでにどのくらいかかりますか？
- ジェネリック薬品はありますか？
- 副作用はどのようなものですか？　リストを求めるか、評判の良いウェブサイトで見つけましょう。
- その薬は一般的に何のために使用されていますか？
- 最初の服用量と最大服用量はどのくらいですか？

セラピー

過去には、臨床家たちがBPDの人たちの治療について、ほとんど希望を語りませんでした。臨床家の間での共通の知慧は、BPDは治療可能ではないというものでした。

提唱者たちと教育者たちがこの態度を変えるため、出来る限りのスピードで努力しています。臨床家たちはBPDの人々の治療で、どんどん顕著な成功を収めるようになりました。

しかし、時間がかかるでしょう。それまで、あなたにとって最善なのは、相性のいいセラピーと、共感的で思いやりのあるセラピストを見つけることです。

BPDの治療に使われる薬物	
思考： ストレス下での妄想，疑い深さ，解離，現実からの遊離	低服用量の神経遮断薬と非定型の薬物：最後の手段的治療としてはクロザピン
感情： うつ，気分変動，怒り，拒絶への過敏，いらだちやすさとそれに関連した感情	プロザック，エフェクサー，テグレトールのような抗うつ薬とクロノピンのような抗不安薬
衝動的行為： 衝動的攻撃，大量消費行為（食物，浪費，薬物），自傷，自殺の脅し	プロザック，エフェクサー，その他多数のような抗うつ薬。 低服用量の神経遮断薬，気分安定剤（上記参照）：一例はクロザピン
このチャートは精神科医の用いる薬物の一般像を示していて，簡略化されています。医師はしばしば，一度に数症状をターゲットとして，複数の薬物を使用します。詳しい情報は，かかりつけの医師に尋ねてください。	

＊ このチャートは『*Understanding and Treating Borderline Personality Disorder*』p.79, “Pharmacotherapy in Borderline Personality Disorder” by Paul H. Soloff, M.D., edited by J. Gunderson and P. Hoffman, Ph.D. American Psychiatric Publishing, Washington, DC. 2005 を参考に翻訳作製したものです。

いくつかの治療流派は、標準化された治療を推薦し、その流派に属しているすべてのセラピストが特定の理論と手順に従います。例えば、理論上、あなたがアラスカで「純粋な」認知療法家にかかったとすれば、中国の認知療法家からも全く同じ治療を受けるであろうということです。ＤＢＴ（弁証法的行動療法）のセラピストでもゲシュタルト療法家でも同様です。理論は通常１人の人物（フロイトのように）が開発しています。調査研究者たちは、その治療法がどのくらい機能しているかを測定する結果研究をしばしば実施します。

受けられるセラピーの98％以上を構成する折衷的アプローチは、セラピストが上記のようなどれか１つの理論流派を使うわけではないことを意味します。多くの場合は、クライアントがセッションの間に何を必要とするか次第で、さまざまに混ぜ合わせて使うのです。それから、セラピストの個人的スタイルや人生体験のように、セラピストなりのひねりを加えていきます。本質的に、各臨床家のアプローチが独特なものになります。

おそらく、何百もの異なるタイプの理論的志向性や技法がありますが、ほとんどの臨床家が２つの思考流派から自分の技法を大幅に借用しています。精神力動療法と認知行動療法です。

■精神力動療法

典型的な精神力動セッションでは、セラピストがクライアントに安全な場を提供し、自分の感じ方や家族の中での成長がどのようなものであったか、語れるようにします。目標は、クライアントが今、ここで、こういった感情——特に過去からの感情——が人々や状況に反応する方法にどういったネガティブな影響を与えている可能性があるのかを確認することです。

普通、否認・合理化のような私たちの行動パターンや防衛機制は、かつては有用なものでしたが、今では私たちを不幸にして、関係の阻害につながっています。

ジョン・グロホル心理学博士によれば、精神力動療法には以下のような特性があります（www.psychcentral.com/therapy.htm）。

解釈が正しく行われれば、そして通常はセラピーでかなりの時間が費やされれば、患者の洞察へとつながります。そうすると患者はある様態で自分を行動させ、反応させ、考えさせていた無意識の動機を理解します。他のセラピストもまた、解釈を行いますが、精神力動セラピストが最もうまく行います。これがセラピー技法の兵器庫の中で、主たる武器であり、ほとんどすべてのセラピーで最も強力なのです。

ここに例があります。患者は男性で、13歳の時に両親がひどい対立の末に離婚しました。彼は大人になってから、離婚について恐怖を感じていたので、パートナーになりうる人との親密化を恐れるかもしれません。精神療法家は離婚について話し、そのときに彼がどう感じたか話すでしょうが、それから、子ども時代の離婚の経験が、現在、彼が本気で女性と付き合うことをいかに躊躇《ため》わせているか、話すでしょう。

この洞察をもって、彼はもう子どもではないのだ、すべての結婚が離婚に終わるわけではないと認識できるのです。

■認知行動療法

ここに示すのは、全国認知行動療法家協会が認知行動療法について説明しているものです（www.nacbt.org/whatiscbt.htm）。

認知行動療法のセラピストは、私たちの脳が健康であるとき、私たちがどのように感じ、どのように行動するかは、私たちの思考によるのであるということを教えます。それゆえに、もし私たちが望まない感情や行動を経験しているのであれば、その感情や行動を引き起こしている思考は何かを識別することが大事です。この思考を――人々、状況、出来事といった外的なことではなく――もっと望ましい反応や行動につながっていく思考と置換することを学ばねばならないのです。

この方法の利益は、状況が変わらなくても、私たちが考え、感じ、行動する方法を変えられるということです。

おわかりのように、認知行動療法は本質的に、この本で先に言及した思考、感情、行動アプローチなのです。

一例：あるうつ病の女性が、他の友人たちは招待されたのに、結婚式に招かれていません。この出来事は彼女が「誰も私にそばにいてほしくないのだわ」と考えることにつながるかもしれず、これにより彼女は抑うつ感を持つことになります。そうして、彼女はふさぎ込んでしまうのです。

■弁証法的行動療法

弁証法的行動療法（DBT）は、今では他の障害の人たちの治療にも使われ始めていますが、特に境界性人格障害の人たちを治療するために開発された、認知行動療法の特定化された形態です。

「弁証法的」という語は、見たところでは対立している2つの力が、それぞれに有効性を持ちうるということを意味します。この場合、患者たちはありのままの自分自身を大切にしながら、なお、行動を変えることが生きる価値のある人生を手に入れる役に立つ、と認識するように促されます。

シアトルのワシントン大学で心理学の教授をしているマーシャ・リネハン博士は主として自傷と自殺を減らすためにDBTを開発しました。治療を認知行動療法の原則から組み立てて、行動心理学と東洋の精神修養である仏教の禅の要素を付加しました。

禅の原則である「あるがままの受容（徹底的な受容）」と「マインドフルネス」は、DBTの支柱になっています。「BPDの基準を満たす人は、ほぼ必ず、自分自身を憎悪しています」とリネハン博士は1999年のラジオのインタビューで語りました。「そこで私は、私自身がこのような人々を受け入れて、それから自分自身を受け入れる方法を教える必要があると考えました。あるがままの自分を受け入れなければ、変わることはできません。パラドックスのようですが、真実なのです」

グループ技能訓練がプログラムの核です。技能訓練の間、セラピストは患者に以下のような健全な目標の達成方法を教えます。

- よりマインドフルになる。すなわち、将来を案じたり、過去に焦点を当てたりせず、現在に生きる。
- 衝動的に行動することなく、苦悩をもたらす感情や状況に耐える。
- 感情をもっと安定させる。
- 対人関係技能を学ぶことで、他人との関係を改善する。

そして週1度、各クライアントは自傷、自殺行動、技能訓練の進展、セラピーを妨害する問題行動について、個別に話すためにセラピストに会います。

ＤＢＴには限界があります。ＤＢＴは、大いなる希望と、しばしば繰り返される決まり文句、「BPDには治療がない」に反撃する方法を提供します。しかしながら、DBTは万能薬でもありませんし、奇跡的に治癒をもたらすわけでもありません。DBTを受けようかと考えている際には、次のような限界を心にとめておいてください。

- DBTは自殺傾向があるか自傷を行っている患者、またはその両方である患者に対して考え出されたものです。アクティング・インするメンタルヘルスシステムのベテラン向けであって、アクティング・アウトするBPDの人向けではありません。好ましい研究は、これら2項目にほぼ集中しています。しかしながら、研究は治療が患者をより幸福にするとは示していません。とはいえ、自分の人生が大幅に改善されたといって、DBTを信じている人たちもいます。
- ガイドラインによれば、DBTは自分の疾患を認め、疾患について学びたいと思い、セラピーで懸命に努力するような患者のためのものです。DBTは知的にも感情的にも、非常に要求の厳しいものです。
- DBTプログラムを受けられるところを見つけることは難しいかもしれません。DBT治療プログラムを設立することは、時間も資金も大幅に嵩む大規模な企画ですが、

ＢＰＤをもつ子どもの親たちは、プログラムを開発するようにメンタルヘルスの提供者を動機づけることに成功してきました。

ＢＰＤを治療するセラピストを見つける

（※229ページにも、提案が追加されています。）

セラピストを頼む際に心にとめておくべき最重要事は、ＢＰＤをもつすべての人が独特であるということです。9特性のうちの5つは、多くの形で混ざっている可能性があります。加えて、大半とは言わないまでも、多くの患者がＢＰＤに加えてうつ病、摂食障害、薬物乱用のような別の障害でも苦しんでいます。正しい治療は両方に焦点を当てるべきです。

第二に、調査研究で、有能なセラピストとの信頼と思いやりのある関係が、最も決定的な因子であると示されています。これはＢＰＤの人々には特に重要でしょう。なぜなら、他人を信頼することにとても苦労し、絶え間ない見捨てられ恐怖の中で生きている人々だからです。

ＢＰＤに対処するセラピストの評価では、いくつかの性質を探しましょう。

- 良いセラピストはBPDについてよく知っているはずです。数冊の本を読んで、それからセラピストが、あなたと同じくらいにBPDについて知っているか確認するため、セラピストに具体的な質問をしてみましょう。
- 良いセラピストはBPDからの回復が可能であると信じています。信じていないのであれば、別のセラピストを探し続けましょう。
- 精神科医は、BPDをもつ人々の「壊れた脳」に関する最新の研究について、知識を有しているべきです（精神科医がスタート地点となるかもしれませんので、それからセラピストの推薦を求めましょう）。
- 良いセラピストはセラピーの具体的な目標を明確化できるはずです。多くの保険プラン*が、来院の回数に厳格な制限を課しているので、この点は重要です。セラピストとクライアントは、保険プランの制限の中で達成可能な、セラピーの現実的目標を立てられることが必要なのです。
- 良いセラピストはBPDの人々を治療するため、臨床での同僚のサポートを得られなければなりません。セラピストは勤務しているクリニックからのサポートがある場合に、BPDをもつ人の最善の治療を提供できると、調査研究で示されています。すべてのクリニックがこの種の支援的環境を提供するわけではないのです。

● 良いセラピストは自分の能力に自信を持っていて、BPDの人がどのような行動をとるかに関して精通しているべきです。この障害は複雑で、BPD患者は、セラピストの能力を試します。BPDの人は怒りを持っていることが多く、自分の怒りをセラピストにぶつけます。低機能のBPDの人は非常に要求が激しいかもしれず、セラピストに何度も深夜の電話をしてきたりします。その一方で、高機能のBPDの人は、自分が犠牲者であると主張して他人を責めようとします。

経験不足のセラピストがBPDをもつ人の歪んだ世界観によって、誤った方向に導かれてしまうと、あなたはあなたの愛する人が「セラピストが君が悪いと言った」とか「セラピストが私は性的虐待を受けたに違いないと言っている」などと言うのを耳にするかもしれ

＊日本とアメリカの医療システムは非常に異なるため、このままでは日本の現状には合いません。アメリカでは50％以上の人が保険制度に参加しておらず、保険の種類も多種多様で、保険の種類によっては保険会社が指定した医療従事者のサービスしか受けられないので、自分の希望する医療機関を必ずしも利用することができません。

ません。

逆に、BPDの人がセラピーをやめたがるときには、セラピストがBPDの人をその人の行為に責任があると捉えているという兆候かもしれず、BPDの人はそれを受け入れる準備ができていないのです。

●セラピストを精査する

以下はセラピストを精査する効果的な方法です。New Harbinger社から出版されている『*The Stop Walking on Eggshells Workbook*』（邦訳書『境界性人格障害＝BPD　実践ワークブック』星和書店刊）で、このプロセスについて、もっと詳しく読むことができます。

あなたの地区で最高の入院精神科ケアを提供しているという評判の病院をリストにしましょう。大学と提携している教育機関でもある病院があれば、リストにのせましょう。リスト上の各病院に電話をして、精神科ユニットの看護師長か、医療スタッフ事務室の管理運営アシスタントを呼んでもらいましょう。親しみをもって話し、信頼関係を築くように試みましょう。「今お話をするお時間はありますか？」と尋ねるようにしましょう。

友達に話す際に使うであろうのと同じ声で、人格障害を専門とする精神科医を探していると伝え、推薦を求めましょう。特にBPDには触れないようにして、拒食症や薬物乱用のような別の問題があれば、そちらに言及しましょう。

「友人に誰かを推薦しなければならないとしたら、誰を薦めますか?」などと聞いてもいいでしょう。共感的な調子で話すことができれば、スタッフから1人、2人の名前を聞き出せるでしょう。特定の精神科医について聞くのなら、応対を注意深く聞いて、行間を読み取りましょう。

ひとたび、推薦された精神科医のリストを手にしたら、あなたの保険プランに入っているか、HMO*であるか、確認しましょう。該当していれば、事務室に電話して事務員に同じ一般的な問い合わせをしましょう。「○○医師は人格障害の治療にご経験がありますか?」と。

雇われている人間は上司の悪口は言わないでしょうが、それでも様子から察することはできます。クリニックを気に入っているスタッフは、臨床医について熱がこもるでしょう。

* Hearth Maintenance Organization の略で、この医療サービスシステムに登録している人のみが使える医療サービス。日本とアメリカの保険システムは非常に異なるため、このままでは日本の現状には合いません。

そうでなければ、熱も低くなるでしょう。

最良と思われる数名の医師にまでリストを狭めたら、予約を入れましょう。医師には以下のような質問をしましょう。

- ＢＰＤの人たちを治療していますか？　もし、しているのであれば、何人の治療をしてきましたか？
- ＢＰＤをどのように定義しますか？
- 何がＢＰＤを引き起こすと信じていますか？
- ＢＰＤクライアントに対する治療計画はどのようなものですか？
- ＢＰＤの人々は良くなると思いますか？　ＢＰＤの人で良くなった人を個人的に治療したことがありますか？
- この障害をもった人と生活するストレスについて、どのくらい知っていますか？

最低でも、人格障害の治療経験がある人がいいでしょう。そしてＢＰＤの人には高い機能を持った人もいることと、そのような人たちが引き起こしうる問題を理解している人がいいでしょう。

BPDの原因に関して、あなたと臨床家の意見が一致することは、確認しておきたいものです。例えば、多くの臨床家はいまだに誤って、そのようなことはないと示す調査研究や他の証拠があるにもかかわらず、BPDは常に親の虐待の結果であると信じているのです。

臨床家が治療計画を説明するとき、柔軟性があって、具体的な目標があるものを選びましょう。セッションからセッションへとクライアントが流れ漂ってしまうことを許すような計画は避けましょう。

私たちは『*The Stop Walking on Eggshells Workbook*』（邦訳書『境界性人格障害＝BPD　実践ワークブック』）のセラピーに関する章を読むことを強く勧めます。ほとんどの家族メンバーにとって大問題であり、正しい治療を見つけることは決定的に重大です。

第2部 10のステップ

第1部ではBPDとはどのようなものかを論じてきました。第2部では、感情のジェットコースターから降り、あなたの人生をコントロールするためのステップを伝えます。これらのステップは、あなたが関わっているBPDの人が変わらなくても、応用できます。

他のいくつかのステップを開始できるようになる前に、いくつかのステップを完了させねばなりません。明白な例として、あなたは別の誰かに説明する前に、あなた個人の境界を決定しなければなりません。他のステップは継続的に実行していく必要があります。例えば、BPDをもつ人の行動を個人的に受け取らないことや、自分自身を大切にすることです。

【ステップ1】 BPDの人に治療を強制することはできないと受け入れましょう。
【ステップ2】 BPDをもつ人の行動を個人的に受け取ることはやめましょう。
【ステップ3】 あなた自身を大切にし、自分がBPDを引き起こしたのではなく、コントロールはできないし治すこともできないと受け入れましょう。
【ステップ4】 あなた自身とふたりの関係を検査しましょう。他の誰の行動でもなく、自分自身の行動だけに責任を持ちましょう。
【ステップ5】 引き金を見極めて、生活にもっと予測可能性を生み出しましょう。
【ステップ6】 あなたの個人的境界を明確にするため、あなたの思考や感情に注目しましょう。
【ステップ7】 BPDをもつ人とコミュニケーションをとるための一般的ガイドラインを学びましょう。
【ステップ8】 適切な時には、DEARとPUVASというコミュニケーションツールを用いて、BPDをもつ人の思考、感情、行動に対する責任をBPDをもつ人に返しましょう。

【ステップ9】 安全でない行動に事前対処する方法を計画し、必要な場合は実行しましょう。

【ステップ10】 子どもの特別なニーズを意識しましょう。子どもの環境を、できるだけ安全で予想可能かつ支援的、養育的なものにするため、早急に手段を講じましょう。

ステップ1　BPDの人に治療を強制することはできないと受け入れましょう

いい知らせがあります。あなたにはあなたの意見、思考、感情のすべてに対して権利があります。良くても悪くても、正しくても誤っていても、あなたの一部なのです。あなたをあなたにしているものなのです。

今度は悪い知らせです。他の皆も自分の意見、思考、感情に対する権利があります。あなたが他の皆に同意しないかもしれませんし、他の皆があなたに同意しないかもしれません。しかし、これはこれでいいのです。他の皆にあなたのやり方で物事を見るように説得することは、あなたの仕事ではないのです。

あなたの役割は、あなた自身が何者か知ることで、自分自身の価値観や信念に従って行動し、あなたの生活に関係する人たちにあなたが何を必要とし、求めているのか伝達することです。いつでも、微妙な、あるいは露骨な、報酬や罰を通じて、人々があなたの望むことをするように促すことはできるでしょう。しかし、さまざまな因子に基づいて、どのように行動するかは、他人の選択することなのです。あなたがコントロールすることはできないのです。

存在しなくなること

BPDの人にとって、自分に関する何かが完璧ではないと認めることは——人格障害があるかもしれないと認めることはおろか——恥と自己疑惑の渦に巻き込まれることです。

空っぽであると感じ、実質的には自己がない状態を想像してください。ここで、自分が認識できるささやかな自己に何か悪い点がある、と認めることを考えてください。多くのBPDの人にとって、これは存在するのをやめてしまうような感じです。誰にとっても恐ろしい感覚でしょう。

これを回避するため、BPDの人は強力で、よくある防衛機制を用います。否認です。明白な反証があるにもかかわらず、自分には何も悪いところなどないと主張するでしょう。自分自身を失うよりは、自分にとって非常に重要なもの――仕事、友人、家族――を失う方がましなのです（このことをひとたび理解すれば、BPDを抱えながら治療を求めるBPDの人たちの勇気を、心から高く評価できるでしょう）。

これを別の見方で見てみましょう。達成不可能のように見えたことで、やり遂げられたことを考えてみましょう。学位の取得や、おそらく30ポンド（約6・8キロ）やせるといったことです。この目標を達成しようというあなたの激しい願望が、これを可能にしてくれたことを思い出そうとしてください。

ここであなたの強烈な欲求が、この目標を避けることであると想像してください。別の誰かが、あなたにその学位を取るなり、それだけの体重を落とすなりさせることのできる可能性は、どの程度ありますか？　同じように、BPDの人は本人や他の人々がBPDの人に直面を望む問題との正面対決を避けようとします。

BPDの人は助けを求めたり、自分の行動を変えたりしようとするかもしれません。けれども、あなたの思うようにはいかないのです。変わるとしたら、ＢＰＤの人なりのタイミングとやり方で変わるのです。人々は、行動を改めることの利益に、変化の障壁よりも重みがあると理解したとき、行動を変えます。ＢＰＤの人は、この点で他の誰とも違いません。

あなたにできること

あなたが関わっているＢＰＤの人を変えたいという願望は、何ら悪いことではありません。おそらく、あなたは正しいのです。ＢＰＤの人がＢＰＤの治療を求めたなら、ＢＰＤの人ももっと幸せになれて、あなたのＢＰＤの人との関係も改善するかもしれません。けれども、あなたが感情のジェットコースターから降りるためには、あなたが（そしてあなただけが）別の誰かを変えられる、あるいは変えねばならないというファンタジーは断念せねばなりません。そうするとき、あなたは真に、あなたのものである力を掌握できるでしょう。あなた自身を変えるパワーです。

ステップ2　BPDをもつ人の行動を個人的に受け取ることはやめましょう

このセクションは、あなたの関わっているBPDの人に、おおげさな反応、あるいは現実に何ら根拠を有していないと思われる反応を引きおこす状況を扱います。

しかしながら、BPDのみがBPDをもつ人の強い反応の原因であると結論する前に、次のことをすべきです。

①　あなたの行動が、自然な人間的反応に対する引き金を引いたのかどうか、自問してください。例えば、できるだけ多くの時間を家から離れて過ごすことで、BPD行動に対処すると決めたとします。遅くまで仕事をして、帰宅してもBPDの人とほとんど話もしません。
あなたは自分自身を保護しようとしているのです。それは理解できることです。しかしながら、BPDの人はこのことから何かを考えるということはありません。ただ単に無視されていると感じるのです。これは見捨てられ恐怖とアクティング・アウト

（行動化）を引き起こします。

何が起こっているかという点で、あなた方は共に役割を演じています。あなたの側の責任を無視してBPDをもつ人の感情を却下することは、反生産的です。

② BPDの人が言っていることに、何らかの真実があるのかどうか、自問しましょう。

BPDの人は非常に勘がいいことがあります。多くのBPDの人は声のトーンや身体言語に極度に敏感です。あなたが意識する以前に、あなたの感じていることを見つけさえします。ですから、少々内省してください。

あなたが救急部門の医師であると想像してください。ひとりの子どもが、非常にひどい事故に巻き込まれました。子どもの生命を救おうと努力しますが、救急隊員が彼女を運び込んできたときには、もう瀕死の状態だったのです。明らかに、あなたにできたであろうことなど、何もありませんでした。

あなたは待合室に行き、少女の親に子どもが死んだことを伝えます。父親はその事実を受け止められません。

「この無能の馬鹿野郎！」と彼は叫びます。「娘の怪我は全然重傷なんかじゃなかったぞ！　救えるべきだったろう！　うちのかかりつけ医師が治療していたら、生き延びられたのに。当局に報告してやる！」

脅迫されることは誰だって好みませんが、ほとんどの医師は、娘の死という心の外傷とショックで、父親が救急救命室チームを罵倒して責める可能性を認識するでしょう。何十人もの悲嘆する親族を慰めてきており、このタイプの反応は珍しくないと知っているので、救急救命室のメンバーは父親の言葉を個人的に受け止めないでしょう。言い換えれば、父親の感情に対する責任はとろうとしないのです。彼の反応が状況に全面的に関係していて、自分たちとはほとんど無関係であることを認識するのです。

目に見えない刺激

先行の例で、反応の導火線となった出来事（刺激）は外的なもので、明白で、劇的なものでした。子どもが亡くなったのです。

BPDが関わると、刺激というのは出来事へのBPDの人の内的解釈です。あなたがおそらくご存じのように、これは外的現実とは似ても似つかないか、全く異なったものかもしれません。刺激はBPDの人にとっては明白で劇的かもしれませんが、しばしば私たちにとっては目に見えない（そしてそれゆえに非論理的な）ものです。

以下はこのような例です。

フレッド（non-BPD）はこう言います：「遅くまで仕事をしないといけないんだ。本当に悪いけれど、計画をキャンセルしないといけないな」

ベティ（BPD）はこう聞きます：「今夜、君と外出はしたくないんだ。もう愛していないし、また会いたいとは決して思わない」

ベティはこう言います：（怒った口調か涙声のどちらかで）「何でそんなことができるの！　私のことなんて全く愛していなかったのね！　嫌いよ！」

トム（non-BPD）はこう言います：「娘をとっても誇りに思うよ！　昨日、娘はホームランを打って、試合に勝ったんだ！　お祝いのために今夜は映画に行こう！」

マーシャ（BPD）はこう聞きます：「娘のほうを君よりも愛している。娘は才能があるけれど、君にはない。これからは全愛情と注目を娘に与えて、君は無視するよ」

マーシャはこう考えます：「トムは私に欠陥があって不完全だと思っているのだわ。だから、もう私を捨てるのだわ。でも、いいえ、私は欠陥があって不完全なんかではないわ。私には悪いところなんてないのよ。ということは、彼のほうが欠陥人間だわ」

マーシャはこう言います：「映画には行きたくないわ！　なぜ、私のしたいことを聞いてくれないの？　全然私のことを考えてくれないのよね。信じがたいくらいに利己的で人をコントロールしたがるんだから！」

BPDの人はあなたが過去の虐待者であるかのように、反応しているかもしれません。見捨てられることを恐れているのかもしれません。あるいは、BPDをもつ人の脳のハード面の回路での未知の問題が、過剰反応を引き起こしているのかもしれません。どちらにしても、あなたが問題なのではないのです。

物事を個人的に受け止めるな、という助言は、与えるのは易しくても、従うのは難しい助言です。BPDの人はあなたにとって大切な人で、あなたが大事に思う人で、感情的支援の点で依存しているかもしれません。そこで、別の例を見てみましょう。今回は親とティーンエイジャーの間のものです。

最近14歳の誕生日を祝った娘がいると想像してください。彼女が変化し始めます。あなた方ふたりはよく一緒に映画に行ったりしていたものです。今では、けっして一緒に出かけるなんてしません。あなたの許可なしに耳にピアス穴を開け、髪を紫に染めたいと言います。すねたようになり、非協力的になっています。家事の手伝いをしなくなり、夜遅くまで外出しています。500マイル（約800キロ）離れた場所でのロックコンサートには行かせられない、と言うとあなたが嫌いだと言います。

要するに、彼女は典型的なティーンエイジャーになったのです。

ティーンエイジャーについて何も知らなければ、こういう振る舞いを非常に個人的に受け取ってしまうでしょう。このような状態を引き起こしてしまうなんて、何をしでかしてしまったかと自問するかもしれません。けれども、あなたはこれが、ティーンエイジの子どもが通過する成長段階であることを知っています。良い策もなく、子育てについての記事を読んだり、他のティーンエイジャーの親たちとお互いに哀れみあったりすることでしょう。

これは、あなたが関係しているBPDの人との間で起きていることに近いと言えるでしょう。一部のセラピストは、BPDの人はある成長段階で行き詰まってしまったのだと信じています。知的には、他の誰とも変わらずに有能です（実際、BPDの人が平均以上の知能を有することを示唆している研究もあります）。けれども、感情的にはBPDの人は暦年齢よりも、若い振る舞いをしうるのです。

研究者であるオットー・カーンバーグ博士は、BPDの人の見捨てられ‐飲み込まれという問題（私たちが「もっと近くに距離を保つ」防衛機制と呼ぶもの）と、幼児がひとりで冒険を始めるときの行動の仕方に、類似性を見出しています。周囲の探索をしては、安全である母親のもとに駆け戻る、ということを繰り返すのです。

BPDをもつ人のアイデンティティーの問題は、ティーンエイジャーが直面する懸念の大いなる名残とみられます。またスプリッティングは子どものいくつかの成長段階で——醜い魔女と親切な妖精の母親役のお話で強化され——自然に発生します。

他の人たちから支援を受けること

けれどもティーンエイジャー（と幼児）の親には、あなたにはない有利点があります。誰もが子育ての苦労は理解します。新聞のコラムニストやコメディアンの定番ネタです。

しかし、あなたがBPDの人を大切にしている（あるいは、BPDについて聞いたことがあるというだけの）別の誰かを知らない、という可能性は高いでしょう。したがって、あなたにはほとんどサポートがないか、全くないでしょう。そして「現実確認」の相手もいないでしょう。

この理由から私たちはインターネット上に、「ようこそオズへオンラインコミュニティー（Welcome to Oz Online Community：WTO）」と呼ばれるサポートグループを創設しました。リスト上の人々は、自分たちの話を分かち合い、自分たちの感情について語ります。ほとんどの人たちにとって、自分の経験を親身に理解してくれる誰かと接触できたのは、初めてのことでした。これが、他の何よりも、BPDをもつ人の行動が自分たちのせいではないと、心の奥で理解する役に立ちます。次に示すのはジョエリンからビルへの実際の手紙から抜粋したもので、このふたりが他のリストメンバーとも分かち合ったものです。インターネットでは標準的な慣習ですが、ジョエリンはビルの前コメントを《《と》》という記号の間に置くことで引用しています。

ビルとWTOリストへ――ジョエリンより

ビル、あなたはこう書きました。

《《ある日私は彼女によって、最も愛情深い、実のある、誠実で穏やかな恋人というレッテルを貼られ、その翌日には、邪悪で悪魔のような、ファシストのごろつき豚野郎に格下げされてしまうのです。どれほど彼女のためになろうとしても、どれほど愛情深くあろうとしても、要求の底なしの穴を埋めるために、感情の血友病（訳者注：出血すると止血困難であることから）を止めるために、私にできることはどうにも存在しません。私は卵の殻の上を歩き（薄氷を踏み）始め、口論を始めてしまう恐れから、何についても私の真の意見を表現するのを恐れてしまうのです。》》

これは、まさに私に起こっていることです。私が現在置かれているのと同じ状況にいる別の誰かを見つけられて、私がどれほど嬉しいか、わかってもらえるでしょうか。ひとりぼっちでないと知ることは、安堵感の得られることです。私は瞬間的に何もかも投げ出して、彼の要求に従わなければ、四六時中叱責されるのです。彼は私が前妻たちや過去のガールフレンドと似ていると言い、彼女たちとまさに同じで、私には独自の隠された計略があり、いつだって言い訳をしていると言います。何をかいわんや?! 先日の晩、私は医者のもとへ行くところでしたが、私が友人のところに彼を車で送ろうとしないからと、彼は爆発しました。今はあまり言わないけれど、彼はいまだにそのことで怒っているのです。私がどれほど長くこの予約を待っていたか、いかに時間厳守が必要であったかに関する世界中の理屈づけをもってしても、どうしようもないのです。なぜなら、彼は私がどうにも当てにならないと言うからです。

〈〈後になって、私は仕事が終わる頃になると、腹痛が起こるであろうと認識しだしました。あと2時間ほどで帰宅して妻に会わねばならないからでした。〉〉

これが最悪なのです。あなたが経験したのと同じで、一体どういうことなのか、全くわからないのです。彼が怒ったように見えれば、何が待っているのかわかっているので、どこか他の場所にいたくなります。そして、もし口論が起これば、私は席を立ちます。彼が私を内面的に激怒で狂わせるのが、我慢ならないからです。その時点で、私は「臆病者」

というレッテルを貼られるか、いつも彼を見捨てると言われます。彼が話すときには、私の内臓がよじれて緊張し始めるのです。ああ、嫌だ！　愚かで、くだらない些細なことで、もう争いたくありません。それに、もう心理的にも言語的にも虐待されたくありません。

《《もし、たまたま、私が境界線や欲求を表現しようとすれば、私はしばしば私の「要求が多くてコントロールしたがる行動」を理由に、悪意ある攻撃を受けるのです。つまり、私はジキル博士とハイド氏と住んでいて、何かしてもしなくても、ひどい目に遭っていました。》》

その通り。八方ふさがり。勝つ方法なしというシナリオ。私は自分に言い聞かせ続けています。「勝てない、引き分けにも持ち込めない、ゲームをやめることすらもできない」と。自分が地獄発のBPDバスに乗っていて、ただただ、壊れてしまうか、止まってしまって、降りられたらいいのにと願っています。けれども、本当に降りたのなら、自尊心がズタズタのままでまたひとりぼっちになります。不運にも、ほぼ4年間もこんな感じなので、慣れてしまいました。

ステップ3　あなた自身を大切にし、自分がBPDを引き起こしたのではなく、コントロールはできないし治すこともできないと受け入れましょう

BPDの人はBPDをもつことを求めたわけではありません。そして、あなたもBPDをもつ誰かと関わることを求めたわけではありません。けれども、あなたが典型的なnon-BPDであれば、あなたはBPDをもつ人の問題に対して大きな責任をしょってしまっていて、おそらく、あなたが――そしてあなただけが――問題を解決できると考えているでしょう。

大半のnon-BPDの人たち――少なくともBPDをもつ人との関係を自分で選んだ人たち――は通常、他の人々のために事態を修復し、救済しようと試みながら、人生を進んでいくのです。これは他の誰かを変えられるという幻想を与えます。けれどもそれは、単なるファンタジーであって、本当にBPDをもつ人の人生を変える力を持っている唯一の人物――BPDの人――から、責任を逸らしているだけなのです。

BPDの人の苦痛をBPDの人に代わって感じてあげて、1日24時間を過ごすこともできます。BPDの人があなたの考え方に気づくのを待って、自分の人生を保留にしておくこともできます。全感情生活をBPDの人の瞬間の気分に支配させてしまうこともできるのです。

しかし、こういったことは、どれもBPDの人を助けるものではありません。

ハワード・I・ウェインバーグ博士は「BPDの人はあなたが安定していて、明確であることを必要とします。BPDの人を拒絶せず、窒息もさせないということです。あなたに要求されるのは、BPDの人に自分自身の面倒をみるようにさせて、自分自身でできることをあなたが代わりにしないことです。これを行いBPDの人の役に立つ最善策は、あなた自身に向けた努力をすることです」と述べています。

あなた自身の幸せを後回しにするのはやめましょう。今すぐ、今日、この本を読み終わるなり、幸せをつかみとりましょう。以下は人生を取り戻すためのいくつかの提案です。

● 熟考のための時間をとりましょう。戦闘兵士たちですらも、R&R（rest and relaxation＝休息とリラクゼーション）を得るのです。これはあなたとBPDをもつ人の双方に、あなたたちは2人の別個の個人であることを思い出させるでしょう。BPD

の人は一時的な分離を生き延びられること、そして、あなたが戻ってくるときにはまだ愛情を持っているのだということを学ぶでしょう。勇気をもって引きさがることも、実際に関係を構築するうえで必要なのです。

● BPDをもつ人のセラピストになろうとするのはやめましょう。あなたの役割ではないのです。BPDの人がその種の助けを求めるのなら、メンタルヘルスの専門家に会うことを提案しましょう。BPDの人ともう接触がないのであれば、その人の心理分析をして何時間も費やすのはやめましょう。もうあなたの仕事ではないのです――実際のところ、そもそも初めからあなたの仕事ではなかったのです。

● あなた自身の自尊心とアイデンティティーを補強するため、あらゆることをしましょう。生産的な活動に参加しましょう。学校や職場で成功を目指して努力しましょう。別の文化について学びましょう。本をたくさん読みましょう。個人として成長しましょう。新しい趣味を持ちましょう。ボランティア活動をしたり、政治活動に参加したりしましょう。何よりも、楽しみましょう！　あなたがあなた自身のために、少しばかり時間をとったとしても、世界は止まってしまったりしないのです。実際、リフレッシュして、より広い視野を手にしてカムバックできるでしょう。

● あなた自身によくしましょう。アートギャラリーを訪ねたり、法外に高価なトリュフチョコレートを買ったり、マッサージを受けたりしましょう。

● 孤立の度合を下げて、友人や家族と接しましょう。一個人が――病んでいようと病んでいまいと――あなたの全要求を満たすことはできないと認識しましょう。友情を壊してしまったならば、「復活」させましょう。そして外出したときには、BPDの人のことばかり話してすべての時間を費やさないようにしましょう。映画を見ましょう。初めてのエスニック料理を試しましょう。リラックスして、楽しむのです。

● 食べ過ぎや飲み過ぎになっているのなら、あるいは他の不健全な対処メカニズムに頼っているのなら、やめましょう。必要ならば専門家の助けを求めましょう。

● BPDをもつ人に対する現実的な期待を維持しましょう。BPDをもつ人の行動は何年もかかって発展してきました。刻み込まれているのです。奇跡を期待してはいけません。正しい方向への赤ちゃんの一歩のような歩みでも祝福し、BPDの人について楽しめることを大切にしましょう。

一部のnon-BPDの人は愛情をもって離れることを信奉してきました。アルコール依存の問題をもつ人の家族と友人の自助グループであるアラノンが推奨している概念です。アラノンはBPDをもつ誰かを大切に思っている人々が、容易に応用できるような個人的境界についての言明を開発しました。

愛情をもって離れること

離れるということは、親切でも不親切でもありません。私が距離を置こうとしている個人や状況に対する審判や有罪判決を含意するものではありません。単に、別人の境界性人格障害が私の生活に与える悪い影響から、私自身を切り離す一方法なのです。距離をおけば、自分の状況を現実的、客観的に見つめる役に立ち、それによって知的な決断を可能にしてくれるでしょう。

私はBPDをもつある人をとても大切に思っています。しかしながら、同時に私は、その人の境界性人格障害や障害からの回復に対して、責任を負うものではないとわかっています。

私は以下のことをしようと努力します。

- 他の人々の行動や反応で、私自身を苦しませない。
- 別の誰かに私を使わせたり、虐待を許したりしない。
- 他人が自分自身でできることを他人に代わってしてやらない。
- 状況に対する過度の操作をして、BPDの人が自分自身の行動を見つめるのを避けることを助長しない。
- 危機的状況を発生させない。
- 出来事の自然な経過として生じるのならば、危機的状況を防止しない。

ステップ4　あなた自身とふたりの関係を検査しましょう。他の誰の行動でもなく、自分自身の行動だけに責任を持ちましょう

人間の関係というのは双方向通行の道です。あなたが、なぜあなたのBPDの人と関係を保っているのか、理解することが必要です――特にあなたとBPDをもつ人が長年にわたっ

て問題を抱えているのであれば。あなたがその人を大切に思っていると知っているだけでは、十分ではないのです。この時点で、その人を大切に思っている理由を知ることが必要なのです。

一般にnon-BPDの人には2種類存在します。

● 選んだ関係：BPDをもつ人との関係を選択した人々です。ここには、BPDをもつ人の重要な他者、配偶者、友人が入ります。

● 選ばなかった関係：関係を選んだのではなく、生まれついてしまったり、状況によって追い込まれてしまったり、人生でBPDをもつ人に関わっている誰かと一緒にいることを選んだりした人々です。ここには、親、継父母、子ども、継子、きょうだい、他の親戚、そしてBPDをもつ人の同僚が入ります。

あなたは、関係を持つという選択をしなかったのかもしれません。しかし、あなたとBPDをもつ人の両方が成人であるのなら、BPDをもつ人との関わり方の度合は選択したのです。例えば、あなたはBPDをもつ人と一緒に過ごしたい時間の量、問いかけたり答えたりする質問、許容する行動としない行動のタイプについて、選択権があるのです。

もしBPDをもつ人が未成年の子どもであれば、これらの理由のいくつかが、BPDをもつ人の旋風に巻き込まれたと強く感じている理由を説明するでしょう（子どもがBPDをもちうるかについては、大いに議論があります。しかしながら、子どもたちもBPD特性をもちうると、臨床家たちは意見が一致しています。私たちは、行動がBPDと呼ばれていてもいなくても、non-BPDの人にとって対処法は本質的に同じであると信じています）。

何があなたをとどまらせていますか？

ハワード・I・ウェインバーグ博士は「BPDをもつ誰かを大切に思っているのなら、あなたが病んでいるからBPDをもつ人を選んだ、というわけではないことを覚えておきましょう。あなたにとって重要だったから選んだのです」と言います。

あなたが関わっているBPDをもつ人との関係が、全面的にネガティブなものであれば、この本を読んではいないでしょう。おさらばしてしまっていることでしょう。ですから、その関係の何かしらが、あなたのニーズに合っているのです。

以下に挙げるのは、多大な苦痛を引き起こす場合でも、成人のnon-BPDの人が成人のBPDの人と関係するようになる、または関係を保ち続ける意識的理由と無意識的理由です。

■良い性質が悪い性質を相殺する

私たちは、non-BPDの人を面接して過ごした2年間に、non-BPDの人は関わっているBPDの人が興味深い、惹きつけるものがある、聡明、魅力的、面白い、ウィットがある、性的魅力に富んでいる、などの理由でとどまっているのだと、繰り返し繰り返し聞きました。ある女性は、彼女のBPDの人に会ったとき、「初めて自分自身と同じ人種のメンバーに会えた」と感じたと言いました。私たちが話したnon-BPDの人の間で、BPDの人の好ましさは非常に強いものでした。

■スプリッティングの良い面

多くのnon-BPDの人は、BPDの人が自分への崇敬とすべてが素晴らしいということを表現するとき、それは世界で最高の感覚だと言います。少なからぬ数のnon-BPDの人が私たちに、「自分のBPDの人が『これが今までで一番良い関係だ』としばしば言ってくれた」と話してくれました。

Non-BPDのひとりはこう言います。「私は妻の最初の私へのとりつき方を、非常に歓心をくすぐるものに感じました。自分がそのような注目に値する人間だと考えたことはなかったのです。他の女性たちは、私にあまり注意を払いませんでした。けれども、彼女は私を崇拝してくれたのです」

自分を偶像化してくれる人々が周囲にいれば、私たちはとても気分よくいることが容易にできるのです。

■間歇的な強化の法則

レバーのついた箱の中にネズミを入れたとしましょう。ネズミにレバーを押すことを教えます。レバーを5回押すたびに、ネズミにはごほうびとして餌が与えられます。ネズミはごほうびを要求できるように、すぐにレバーを5回押すことを覚えます。けれども、餌をやるのをやめると、ネズミはその行動をすぐにやめて、何であれネズミのする行動へと戻っていきます。

ここで、断続的にネズミを餌で強化するとしましょう。つまり、ごほうびのスケジュールを様々にするのです。時々は、2回レバーを押した後、ごほうびをやります。時々は15回押すまで待ちます。いつ餌を期待できるのか決してわからないように、強化を変化させるのです。

もう一度、すべての餌を片付けてしまいます。しかし、ネズミはレバーを押し続けます。20回でも押します。餌は出ません。もっと押します。ネズミは「今回、おそらく人間は99回押すのを待っているんだ」と考えます。

ある行動が間歇的に強化されると、ひとたび報酬が除去された後も、行動の消去にはずっと長くかかります。

これはBPDに関係しています。BPDの人がいい気分状態にあることに対して、あなたは間歇的に強化されます。次にいつ起きるかわからないのですが、まもなくかもしれません。

■BPDをもつ親から認められようとする、あるいは親との関係をBPDの人相手に再生している

セラピストのポール・ハニング博士は「あなたがBPDをもつ人と関わっているなら、それは親との間に未完の仕事が残っているはずです」と言っています。

人生で何回となく、BPDをもつ人の子であるアダルトチルドレンは、BPDをもつ親を喜ばそうとしてきました。それで、時々は感情的虐待に耐えながら、高齢化している親の周りにとどまって、再びなんとか親を喜ばすことができないか努力に努力を重ねるのです。時には、実際に親を喜ばそうと努める代わりに（あるいは、それに加えて）、BPDをもつ人の子であるアダルトチルドレンは親と似た振る舞いをするBPDをもつパートナーを選びます。親との未完の仕事を解決するため、経験を複製するという無意識の企てです。不運なことに、アダルトチルドレンは通常、子ども時代と同じように罠にはまって虐待されていると感じます。

■ひどい扱いを受けて当然と信じている

あるいは、感情的虐待を受ける関係を持っているほうが、全く誰とも関係を持っていないよりもましだというのでしょう。ある non-BPD の人が「この関係に巻き込まれて、こんなにも長くとどまった主たる理由のひとつは、自分はその種の苦痛や苦悩を受けて当然だと考えたからです。私の無価値さを強化するために、女性は私に苦痛と苦悩を与えるのだと思っていました」と言っています。

自尊心の問題を抱えている人々は、BPDをもつ人の非難や批判にとても脆弱です。こういう扱いに値するのだ、この関係を断てば他の誰にも望まれないのだと信じるようになります。そして、感情的に健康な人々でも、アクティング・アウトするBPDの人と親密になった人々は、自己価値を疑問視し始める可能性があります。

■必要とされることを必要としているか、救済者になるのが好きである

共依存の専門家であるメロディー・ビーティーは、この型に当てはまる人々のために、質問のリストを開発しました。それは次のような内容を含んでいます。

① 他人の思考、行動、あるいは感情に責任を感じますか？
② 誰かがその人の抱えている問題を伝えてくるとき、解決するのが自分の責任であると感じますか？
③ 対立を回避するために、怒りを飲み込みますか？
④ 与えるよりも得るほうが難しいと感じますか？
⑤ どういうわけか、対人的危機状況の間、より人生を楽しむように思われますか？退屈してしまうので、人生がスムーズに進んでいるように思われるパートナーを選ぶ

ことを避けてきましたか？

⑥ 何か、あるいは誰かを我慢することで、人々があなたを聖人だと言いますか？ このことを楽しんでいるふしはありますか？

⑦ 自分自身の人生における困難を解決するよりも、他人の問題に集中するほうに魅力を感じますか？

■結婚しているのであれば、結婚は何がどうあっても永続的な忠誠であると信じているあるいは、BPDをもつ人との間に子どもがいるので別れたくないのでしょう。多くの人々はこれを、崇敬に値する観点であると感じるでしょう。しかしながら、私たちは、この立場をとるnon-BPDの人が、しばしば関係しているBPDの人の最も極端な行動を耐え忍ばねばならないことに気づいてきました。BPDの人は、どんなふうに振る舞ってもnon-BPDの人が関係にとどまると認識するかもしれないのです。

自分の行動にはなんら責任をとらずに、BPDの人はほとんどの人が耐え難いと感じるような方法で、アクティング・アウトするかもしれません。例えば、あるBPDをもつ既婚者は、家の別の部屋にnon-BPDの人がいる間に、配偶者ではない性的パートナーを家に連れ込みました。

虐待的なBPDの人と結婚していて、子どもをもっているnon-BPDの人は、勝ち目のない状況にあるように感じると言います。とどまれば、感情的または身体的に虐待されます。しかし、少なくとも何かしらの有害なBPD行動から子どもを守ることはできるのです。

結婚生活を終わりにすれば、BPDの人が養育権を持って、子どもとの関係を邪魔することを恐れているのです。もっと悪くすれば、自分のいない間に、BPDをもつ人のアクティング・アウトがもっと深刻に子どもに影響すると恐れるのです。

もし、これがあなたの状況であれば、BPDの人が現在、子どもに対して虐待的に振る舞っているかどうか、自分自身に尋ねてみてください。振る舞っているのであれば、危機的状況は緊迫しています。そうでなければ、BPDの人は、こういう事態が起こりうると考えるのに十分な理由をあなたに与えてきていますか？

■BPDをもつ人の行動に注意を集中することにより、あなた自身の問題から逃避している

自分自身を変えるよりも、他の誰かを変えようと努力するほうが簡単だと感じる人たちもいて、他人の問題に焦点を当てることは、自分自身の問題を回避することに役立つので

す。

あなたはＢＰＤをもつ人と離れたところで、自分が何者であるかについて確固たる意識を持っていますか？　あなたは、人生のこの時点で、自分がいたいと思うところにいますか？　あなたの人生には、ＢＰＤをもつ人との関係に集中していなかったら見つめなければならないことで、何か避けていることがありますか？　あなたはＢＰＤをもつ人との関係を案じて、どのくらいの時間を費やしていますか？　そして、もしＢＰＤをもつ人との人生が完璧であったならば、その時間で何がしたいですか？

ステップ５　引き金を見極めて、生活にもっと予測可能性を生み出しましょう

Ｎｏｎ－ＢＰＤの人にはホットボタン（核ボタン）があります。多くのｎｏｎ－ＢＰＤの人が私たちに、自分のＢＰＤの人がこういった引き金に気づいているようだと言いました。ＢＰＤの人が脅かされたと感じたとき、このようなボタンを押して、苦痛の感情から意識的、無意識的に自分自身を保護したのです。

例えば、あるnon-BPDの人は法律関係の専門職に就いていました。彼は公正であることにプライドを持っていました。激しい議論のさなか、彼のBPDをもつ妹（姉）はただ、「公正じゃないわ」と言いさえすればよかったのです。彼は自分自身の意見を疑問視し始めるからでした。

別のnon-BPDの人はとても低い自尊心の主でした。彼女はあまり男性と交際をしたことがなく、彼女とBPDをもつ夫は高校時代に結婚していました。夫が感情的な虐待をするので、結婚生活は非常に厳しいものでした。けれども、彼女が別れ話をするたびに、彼は彼女に他の誰も彼女を望まないであろうし、給料の良い仕事に就くのに十分なほど賢くもなければ才能もないので、決して自活できないだろうと言うのでした。

あなた自身のホットボタンについて考え、あなたが脆弱であると感じる領域のリストを作りましょう。そういった物事が、あなたにとって大きな意味を持っている理由を考えましょう。それから、そのような引き金のひとつひとつに対してのあなたの反応はどのようなものか、よく考えましょう。

例えば、公正であることを信条とするnon-BPDの人は、自分自身の公正についての信念をじっくり考えてみるのです。もし、熟慮の末、自分が公正でなくなっていると思えば自分の行動を修正するでしょう。本当に公正であるという結論にたどり着くのなら、口論中にBPDの人が何を言っても自分の立場は揺るがないでしょう。

自尊心の低い女性は、その引き金を克服するために、自分自身に対する努力をしようと決断するかもしれません。セラピストにかかって、自分自身をそのように低く見てしまう理由を探求するかもしれません。あるいは、彼女の職業技能を改善するために、地元の大学で授業に出たり、より高給の地位を目指して訓練を受けたりするかもしれません。このようにすれば、夫の批判を自分にはあてはまらないと思えるようになるでしょう。

ステップ6　あなたの個人的境界を明確にするため、あなたの思考や感情に注目しましょう

個人的境界の問題は、BPDの人とnon-BPDの人の間の問題の中でも、中心的なものです。個人的境界は、どこが終わりで、どこがスタートか、私たちに教えるものです。私たちが何者であるか、何を信じているのか、他人をどう扱うのか、他人に自分をどう扱わせ

るのか、定義します。

卵の殻と同じように、個人的境界が私たちに形態を与えて保護しています。ゲームのルールのように、私たちの生活に秩序を与えて、私たちに利益をもたらす決断を下す役に立ちます。健全な個人的境界は、プラスチックの柔らかな破片のように、いくぶん柔軟なものです。曲げられて、割れてしまわないのです。

けれども、私たちの境界が希薄であったり、存在していなかったりすると、私たちは他人の中で溶解してしまいます。その人の感情や責任を引き受けて、私たち自身の感情や責任を見失ってしまうのです。

個人的境界というのは、他人の行動をコントロールしたり、変化させたりすることではないのです。実際、他人に関することでは全くないのです。あなたに関するものであり、あなた自身のケアをするために、あなたがする必要のあることなのです。

健全な感情的個人的境界を持つ人々は、自分自身の考えや感情を理解して敬意を払います。要するに、自分自身と自分の独自性に敬意を払うのです。

以下は、良好な個人的境界を有する人たちが、自分自身の考えや感情に敬意を払うように行動する方法の例です。

- ダンという40代の男性は、父親が境界性人格障害であると信じています。弟のランディーは意見が違います。ダンは1年も父親に会っていませんが、ランディーは週に1度父親と夕食をとっています。ダンとランディーは異なる見方をしているものの、父親についての意見を話し合うことにためらいはありません。そしてふたりとも、ふたりの関係は父親との関係とは別物であると認識して、付き合いを楽しんでいます。
- ジャネットのBPDをもつ夫は公の場で妻に叫んだりします。後に、家で、彼女は恥ずかしくて屈辱的だったと冷静に夫に伝えます。彼女は彼が再び同じことをやったら、自分自身のケアをするため、そして彼女自身の感情を保護するため、その場から去ってしまうと言います。

個人的境界は私たちが何者であるのかを定義するのに役立ちます

個人的境界とアイデンティティーを求めての葛藤は緊密に絡み合っています。自分の信念、価値観、感情に確信のある人は、強い自己の感覚を持っています。個人的境界が弱い人は、しばしばアイデンティティーの発達が未熟です。

個人的境界が脆弱であったり、不在であったりする人は、自分の信念や感情と他人に属する信念、感情を区別するのが困難です。自分の問題や責任を他の誰かに属するものと混同する傾向もあります。自分自身のアイデンティティーがないままになっているので、誰か別の人のアイデンティティーをまとったり、他の皆を犠牲にしてでもひとつのなじんだ役割（例：「母親」、「重役」、さらには「BPDをもつ人」など）に執着したりするのです。

その一方で、個人的境界が発達した人は、自分自身を他人から適切に区分します。自分自身の感情、信念、価値観を同定し、それらを自分自身が何者であるかということの重要な部分であると見るのです。

加えて、健全な個人的境界を持つ人々は、自分自身のものとは違っていても、他人の信念や感情への敬意を持っています。他人の価値観や信念が、他人が自己を定義するうえで、同じように大事であることを理解しているのです。

個人的境界はベタベタした関係ではなく親密性を高めます

2人の人間が結婚すると1つになるというのが、かつての決まり文句でした。けれども、今日の新郎新婦は1足す1は2のままであると信じている可能性が高いでしょう。多くのカップルが結婚式でギブランの『*The Prophet*（預言者）』を誰かに読ませて、このことを承認するのです。

結婚に関する文章で、ギブランはカップルに、一緒にいる中にもスペースをとるようにと促しています。「共に立ちなさい。けれどもあまり近くに寄りすぎないように。寺院の柱は離れて立っており、オーク（楢《なら》・樫《かし》類）の木と糸杉はお互いの影には育たないからです」

ギブランは健全な個人的境界を描写しています。反対の状態、心理学者が纏綿《てんめん》状態と呼ぶものは、オークの木と糸杉があまりに近くで成長して、枝や根が絡み合ってしまった状態にたとえられます。すぐに、どちらの木にも成長の余地がなくなってしまうでしょう。それぞれの木の一部が死んでしまい、どちらも潜在的可能性を十分に発揮できません。

意図的な（そして多くの場合、平等な）妥協とは違って、纏綿状態は誰か別の人を喜ばせたり、関係を維持したりするために、あなたが何者であるか、あるいは何を必要としているか、ということを否認してしまいます。

時として人々は、一方のパートナーがもう一方の人にその人の意見、観点、好みを断念するように脅迫するため、纏綿状態に陥ります。他の場合には、パートナーのひとりが、誰かと近いと感じたいがために、その人の見解を自主的に採択します。自分自身の一部を否定することが、孤独よりも好ましいのです——少なくとも初めは。

しかし、他人を喜ばせるために、あなた自身の一部を犠牲にすることの問題は、長期的にはうまくいかないということです。長年かかるかもしれませんが、最終的にはふたりの関係は獲得したものの、自分自身を喪失してしまったと気づくでしょう。

あなた自身を相手の人と分かち合うためには、相手に示す何かを持てるように、自分自身の個別性の感覚を持たねばなりません。

BPDの人とnon-BPDの人——個人的境界の問題

子どもの頃に虐待された大人は、自分自身と他人の間に強固な壁を構築して自分自身を守ろうとするかもしれません。身体的あるいは感情的に引きこもってしまい、感情を共有するのは稀かもしれないのです。

過度にオープンになって、反対のことをする人たちもいます。自分を本当に大切にしてくれるわけではない人たちとの性的関係に、身を投じてしまうかもしれません。

虐待を経験する子どもたちはまた、苦痛と混沌を否認することを学んだり、あるいは正常で適切なこととして受け入れたりします。自分の感情は誤っている、あるいは重要ではないと学習するのです。目先の生き残りと虐待回避に集中していて、大切な発達段階を経験しそこなったのです。結果として、自分自身のアイデンティティーを発達させる点で問題を抱えてしまいます。

個人的境界がないと、私たちは他人をコントロールすること、引きこもり、非難、正当化、知性化、悪口を言うこと、完全主義、白か黒か思考、脅迫、喧嘩、親密性を損なうすべての防衛に対する過度の関心などといった防衛を必要とします。感情のふれあいを避け、コミュニケーションを避けます。

NonｰBPDの人ももちろん、個人的境界が薄弱ということがありえます。しかしながら、彼らの弱い個人的境界は、しばしば違う形で表現されます。前章で見たように、BPDの人が自分自身の行為や感情に対する責任をとることをしばしば拒む一方で、nonｰBPDの人は他人が言ったり行ったりすることに、責任を感じすぎる傾向があるのです。

この傾向は多くの場合、子ども時代の経験に由来しています。子どもの頃、多くのnon-BPDの人は、親や他の人のための感情的、あるいは身体的世話係として振る舞うことを期待されていました。自分自身のニーズを否定して、他の人たちの感情、思考、問題への責任を引き受けることを、学んでしまった場合が多いのです。

BPDの人とnon-BPDの人が一緒になるとき

BPDの人は責任を引き受けることが困難です。Non-BPDの人は引き受けすぎます。過去の苦痛なシナリオを再生しているとは意識せずに、BPDの人は、自分の激怒の標的かつ自分の苦痛の入れ物になるようnon-BPDの人を説得します。Non-BPDの人は過度に素直に従ってしまうのです。

BPDの人とnon-BPDの人との取り決めは、この世で生き残るには何が必要かということについての、深くて大半は無意識の信念に根ざしています。BPDの人にとって、別の誰かから離れていると感じるのは、恐怖になりえます。拒絶され、見捨てられ、孤独だと感じさせられるのです。そこで意識的にせよ、無意識にせよ、近い関係の人たちの独立や独立思考を邪魔しようとします。

BPDをもつコリーンは言います。「私は良くなる前、自己に対する防衛を何も用意していない人たちがいれば、まさに標的にしていました。苦もなくもてあそんだのです。言ってみれば、沈めることのできる標的を望まない人なんていますか？　でも、私のしていたことや多くのBPDの人がすることは、ゲームとか快楽の種ではないのです。生き残りの問題なのです。健全な個人的境界を設定している人たちに会うと、私はあまりに欠陥があって制御が利かず、脆弱すぎると感じさせられたのです」

大半のnon-BPDの人は、少なくとも初めは、あまりにも素直に、BPDをもつ人のネガティブな反応を挑発するようなことを何もしないようにします。自己主張をすれば、関係を失ってしまい、愛されず全面的に孤独になってしまうと心配しているのかもしれません。

そしてBPDの人は、自分が知っている唯一の方法で自分自身の苦痛のケアをしているのですが、non-BPDの人にnon-BPDの人のほうが利己的、無責任、あるいは思いやりのない振る舞いをしているのだと確信させることに、長けている可能性があります。時間とともにnon-BPDの人は、BPDをもつ人の歪んだ現実感覚を抱え込むために、どれほどのことをしてきたのか、最終的にはわからなくなってしまうのです。

インタビューを受けたnon-BPDの人は意図的に

- BPDをもつ妻が「他の女性たちからの電話だ」と恐れているので、仕事の電話にも出ないでいる。
- BPDをもつ人の複数の情事を許容している。婚外の関係で妊娠と性病につながったものも含めて。
- 「要求が多くてコントロールしたがる」という非難につながるので、全くニーズを表現しないでいる。
- BPDの人から批判されるので、充実感のある活動や友情を放棄している。
- BPDをもつ人の行動について友人や家族に嘘をついている。
- 日常的な身体的虐待を許容してきている。
- 10年以上性行為なしでいる。
- BPDの人がひとりになることを拒むので、長期間家を離れない。
- Non-BPDの子どもにBPDをもつ人が虐待するのを許している。

といった振る舞いをしてきました。

あなたは過去に、誰かがあなたの個人的境界を侵すことを許してしまったかもしれません。とはいえ、そのことは再度侵犯する許可を与えるものではないのです。あなたが、許可しない限りは。けれども、あなたは最初にあなたの個人的境界を決定しなければなりません。

あなたの個人的境界がどのようにBPDの人を助けるのでしょうか

個人的境界を設定することは、初めは恐ろしいかもしれません。そこで、あなた自身の精神衛生のためにだけ、設定しているのではないと覚えておくことが非常に大切です。あなたが個人的境界を設定するとき、あなたはあなたの関わっているBPDの人にも利益を与えているのです。

実際、あなたがBPDの人にあなたの個人的境界を侵犯させるとき、あなたは事実上障害に「権利を与えて」いるのです。例えばジョージは、BPDをもつ妻、キムのために彼の全ニーズを棚上げにすることが、最終的には妻を「治す」と信じています。

「キムがどのように私を扱うかということは、大して気にしていません」と彼は言います。「ええ、彼女は私に苦しみをもたらすようなことをしてきました。けれども、私がBPDについてたっぷり学習したおかげで、彼女の苦しみのほうが、はるかに私の苦しみより大きいとわかっています。彼女の人生に役立っているとわかると嬉しいのです。人生ってそういうものではないですか？　他人を助けるということでは？」

ジョージの動機は賞賛に値します。けれども、彼自身のニーズを放棄することは、長い目で見ると妻のためにも彼のためにもなりません。

問題は、もしジョージがキムの感情や行動に対する責任を引き受けたならば、彼女はそれを引き受けなくてすむということです。彼女が自分のすることに対して、責任を問われないのであれば、自分の行動が彼女自身と彼女の周囲の人たちにどう影響するのか、見つめずにすんでしまうのです。きちんと見つめて変化を決意するまでは、彼女は良くはならないのです。実際、悪くなりさえするでしょう。

第二に、ジョージはどのくらいの時間、キムとのこの関係を維持できるでしょうか？　自分に多大な苦痛を引き起こすような誰かと関係を持つために、長期的にみて、何（友人？　安全性？　自尊心？）を喜んで放棄するというのでしょう？　10年後にも同じように感じているでしょうか？

BPDの人が一番恐れることは、見捨てられることです。あなたが理にかなった個人的境界を設定して、あなた自身のニーズを満たす方法を学び、あなた自身の人生を生きれば、BPDの人と長期的な関係を保てる可能性ははるかに高くなり、この関係が究極的に幸福で成功したものになる可能性もずっと高いでしょう。

最後に、個人的境界を設定することで、あなたはBPDの人と子どもを含めた家庭内の他の人たちに対する手本役をすることになります。あなたの側の確固たる首尾一貫した個人的境界は、BPDの人が最終的には自分自身のために個人的境界を創造する役にも立つでしょう。

あなたの境界を遵守するにあたっては、一貫性を持ちましょう

一般にBPDの人は、自分の世界とそこに存在する人々に一貫性があり、予想可能なときに、感じ方も振る舞い方もずっと良くなります。ですから、あなたの境界を遵守するにあたっては、一貫性を持って予想可能に振る舞うことが必要です。すなわち、他者があなた

の境界を超えた場合には、そのことを相手に伝えて、あなた自身を保護するために行動を起こすのです。

長年にわたって自分の感情を処理するために使ってきた何ものかを、断念するようにBPDの人に求めることになるかもしれないと覚えておきましょう。BPDの人にとってもnon-BPDの人にとっても変化は同じように困難です。ですからBPDの人は数回――習慣の力からか、または、あなたがどの程度これらの不快な新しい境界について真剣なのか、確信がないがゆえに――昔のパターンに戻ってしまうかもしれません。

さらには、ステップ4で論じた間歇的な強化の原則を覚えておきましょう。毎回、あなたの境界を遵守しないと、あなたが境界をずらしてしまう間に、BPDの人は間歇的に強化されてしまいます。

次の3つのステップでは、あなたの個人的境界をBPDの人に伝達する方法と、境界が守られなかった場合に何をするか説明しましょう。

ステップ7　BPDをもつ人とコミュニケーションをとるための一般的ガイドラインを学びましょう

以下は、BPDをもつ誰かとコミュニケーションをとるための一般的な忠告です。あなた自身の判断力を用いて、あなた自身の特定の状況にフィットするものを選んでください（次のステップで描写されているDEARテクニックと同様、これらの提案のいくつかは、マーシャ・リネハンの『*Skills Training Manual for Treating Borderline Personality Disorder*』から借用したものです）。

① 現実的になりましょう：世界で最高のコミュニケーション技法でも、BPD行動を排除することはできません。BPDの人だけが、そこに向けて努力できるのです。あなたのゴールは、そうではなく、あなたとBPDをもつ人の双方に敬意を払った方法でコミュニケーションをとることです。

② 必要であれば、その場を立ち去りましょう：身体的に脅かされたり、感情的または

言語的に虐待されていると感じ始めたら、会話を続ける必要はありません。あなた自身に敬意を払い、その場を抜け出しましょう。163ページのステップ9（安全でない行動に事前対処する方法を計画し、必要な場合は実行しましょう）を見てください。

③ 単純化しましょう：デリケートな問題について伝達していたり、BPDの人が動揺しているように見えたら、コミュニケーションを単純化しましょう。あなたもBPDの人もあまりに強い感情を経験していて、どちらも高レベルの思考をするためのエネルギーがほとんど残っていないかもしれません。各文を短く、単純で直接的にしましょう。誤解の余地がないようにしましょう。

④ その人を行動と分離しましょう：あなたはBPDをもつ人の行動が嫌いかもしれません。けれども、それはあなたがBPDをもつ人を嫌いだという意味ではないのです。

⑤ ポジティブなフィードバックを与えましょう：その個人とふたりの関係に適切な、心からのポジティブなフィードバックを与えましょう。しばしば、私たちは人々が自分の気に食わないことをする時にだけ、気がつくものです。

⑥ グレーゾーンを見続けましょう：non-BPDの人はしばしば、白か黒かで物事を見るBPDの人の防衛機制を取り上げます。あらゆる状況に内在する繊細なニュアンスを

心にとめておきましょう。

⑦　あなたのメッセージに集中し続けましょう：話している間、BPDの人はあなたを攻撃、脅迫しようとしたり、話題を変えようとしたりするでしょう。あなたの気を逸らそうという試みは無視しましょう。ただ冷静にあなたの主張を続け、適切であれば、後から他の話題に戻りましょう。

⑧　「壊れたレコード」技法を使いましょう：質問を繰り返す、ノーと言う、繰り返し自分の意見を言う、ということを何度も何度も繰り返しましょう。

⑨　あなた自身を有効化しながらも、心をオープンに保ちましょう：BPDの人は、あなたが真実ではないと知っていることを述べたり、あなたが強く反対する意見を主張したりするかもしれません。

BPDの人には理解力があります。ですから、防衛的にならずにBPDの人が言っていることを考察しましょう。もし熟考の末、なおも同意できないのであれば、あなたにとっての現実が他の誰の現実とも等しく有効であるということを、あなた自身に思い出させましょう。これは自己有効化と呼ばれています（そうです、あなたの感情はBPDをもつ人の感情と同じように、有効化を必要としているのです）。BPDの防衛機制と非個人化について学んだすべてのことを、心に刻んでおきましょう。

⑩　事実の前に感情に対処しましょう：ある問題についての意見相違の間、BPDの人の述べる事実に対処する前に、BPDの人の感情に反応するほうがもっと効果的です。

私たちの大半にとって、事実が感情に先立ちます。例えば、

事実：ある日、ジェイクは父親のケンから電話を受けます。ケンは数時間前からバーにいて、明らかに酔っています。ケンは帰宅したがっています。ジェイクは父親に、運転はしないでタクシーを呼ぶようにと言います。

感情：以前にも数回起こっていたことなので、ジェイクは父親の飲酒を心配して悩みます。

この例で、ジェイクは現実的な状況に反応しています。父親には飲酒の問題があると信じる十分な理由があり、そのことで気分が乱れています。

しかしながらBPDの人は、ある状況についての自分の感情に合うように、無意識に事実を変えてしまうことがあります。

事実：BPDをもつハワードの母親であるシンシアは、夜に友人が訪問したときに、時々、ワインをグラス1杯たしなみます。

感情：シンシアの友人が来ると、ハワードは無視されたように感じます。このように感じることは恥ずかしいため、その責任をとることを回避しようとします。母親に自分の感情に対する責任があると無意識に決めます。

ハワードの「事実」：ハワードは自分の感情に合うように、事実を変えてしまいます。ハワードは、母親が夜1杯飲むだけではなく、数杯飲んでいると信じるようになります。無意識に、母親は飲んだ後では普通に振る舞わず、とても酔った様子で言葉も不明瞭になると、自分に確信させてしまうのです。

ハワードが母親をアルコール依存症だと責めて、母親がすぐに自分自身の防衛を始めれば（自然な反応）、ハワードはこれを「こんなふうに感じるなんて、母親が間違っていて悪いのだ」という意味に解釈します。ハワードは感情を無効化されてしまい、さらに怒りを感じるでしょう。そのうえ、本当の問題――ハワードの見捨てられ感――は、決して対処されないのです。したがって、何も解決しないのです。

ハワードの事実に反対する前に、彼の感情に対処することで、母親のシンシアはハワードがもっと耳を貸す気になっているときに、シンシアの側の事実を伝えることができるでしょう。

⑪　あなたの感情をBPDの人の感情と分離しましょう：前に、BPDの人がしばしば、他人に自分に代わって自分の感情を感じさせようとして、投影を用いると説明しました。誰の感情が誰のものであるのか決めるため、あなた自身をチェックし続ける必要があるかもしれません。

⑫　自信に満ちた態度をとりましょう：自信に満ちた声と身体の表現を使いましょう。口ごもったり、感情や意見を持っていることに対して謝罪するような振る舞い方はやめましょう。ユーモアを少々使いましょう。微笑みましょう。

⑬　質問しましょう：問題を相手に向け変えましょう。代わりの解決策を求めましょう――例えば、「この点で、何をすべきだと思いますか？」あるいは「私はイエスと言うことはできないし、あなたは強く私にイエスと言ってもらいたいようです。どうしたら、この問題を解決できるでしょうか？」

⑭　タイミングの重要性を意識しましょう：ある種の話題を持ち出すには、良いタイミングと悪いタイミングがあります。何らかの理由で、もしBPDの人が（大事な仕事のオファーを受けられなかったといったことで）拒絶された、見捨てられた、または無効化されたと感じると、これはおそらくあなた方の会話に影響するでしょう。

⑮　あなたにはあなたの感情についての選択肢があることを覚えておきましょう：エレノア・ルーズベルトはかつて、「あなたの同意がなければ、誰もあなたに劣っていると感じさせることはできません」と言いました。歌や映画は、他の人たちが私たちの気分を左右できるというメッセージを送りつけてきますが、どのように感じるかということは、大幅に私たち次第なのです。あなたがボールをファンブル（訳者注：一度摑んだボールを取りこぼす）してしまい、チームが負けてしまったとしましょう。やりきれない気持ちになりますか、それとも肩をすくめて、先に進みますか？　あなた次第なのです。

例えばもしBPDの人が「お母さんは世界で最悪の母親だ！」と言ったなら、あなたはそれを信じて罪悪感を持つという選択ができます。あるいは、明日になればBPDの人が、あなたは世界一の母親だと言うかもしれないと知っているので、このような言葉を非個人化することもできます。

時として、BPDをもつ人からの良いフィードバックを非個人化することが必要です。BPDの人があなたを銅像の台座にまつりあげてくれているときには、スプリッティングの良い面（理想化）が悪い面（価値下げ）を伴っていることを忘れるのは容易なのです。

あなたは、あなた自身の自己価値という一貫した感覚を持つ必要があります。こうすれば、BPDの人があなたに対してどのように感じても、自分が女神でも悪魔でもないと知っているので、幸せと安全を感じられるでしょう。あなたは、あなたにすぎないのです！

⑯　見捨てられ恐怖がどのようにBPDをもつ人のアクティング・アウトを引き起こすか、理解しましょう。インターネットで出会ったBPDをもつダグは、彼の見捨てられ恐怖がいかに怒り、糾弾、非難へと変わるのか、説明しています。

「私は妻が言ったことを、本当は私を大事に思っていないという意味に否定的に曲解して、彼女を激怒させていました。私は過度に警戒していて、彼女が私を気にかけていないという証拠を探していました。目の前に突きつけてやろうとして。私が正しければ、彼女に私の疑惑が正しいと認めさせる強制力になるし、私が間違っていれば、彼女が私を思っているという保証を得られると考えていました。

私はただ確認を求めたり、私に疑惑を持たせた彼女のコメントについて、ただ優しく尋ねたりしたら、彼女は嘘をつくと感じていました。弱く、愚痴っぽく聞こえるとも思いました。彼女から真実を引き出すには、彼女を攻撃して脅かすしかないと感じていました。

彼女を傷つける願望はなかったのです。悪意はなかったのです。自分があざむかれているとあまりに確信していたので、ののしったり、極度に傷つける言葉を言って彼女をひどい目にあわせても、正当なことだと思っていたのです。どの道、彼女は気にもとめないと思い込んでいたので、彼女が私の言ったことで傷つくとは思いませんでした」

⑰　BPDの人は恥の感覚のせいで、通常のセリフの中にも批判を聞き取ってしまうということを理解しましょう：BPDをもつタイロンは、家族が彼は過度に敏感だと言うと話しています。

「たいていの場合、妻と家族は私のことを、物事を大げさに言うかのように扱います。例えば、昨日妻と私はPTAの会合に出たのですが、娘の先生が私はひどい父親だと言い始めました。娘のカーラは私のせいで読み方ができないと言ったのです。ええ、言われなくても世界最悪の親のように感じていますとも――他人に言われる必要なんてありません。

会合の後、妻と喧嘩になりました。カーラの読む技能が劣っていることに対して、教師は検査もせずに失読症だと私を責めるので、私は怒っていたからです。けれども妻は、読む能力の問題は一大事ではなくて、先生はカーラは多分すぐに追いつけるし、カーラの問題は誰のせいでもない、と言ったというのです。

このような類のことが頻繁に起きます。時として、私の周りの皆は、私がでっち上げをしていると考えているようなので、ひどく腹が立ちます」

ステップ8　適切な時には、DEARとPUVASというコミュニケーションツールを用いて、BPDをもつ人の思考、感情、行動に対する責任をBPDをもつ人に返しましょう

BPDをもつ人の防衛機制の影響を受けている人たちは、2つの方法で反応する傾向があります。スポンジのように、あるいは鏡のように、です。同一人物が両方のやり方で反応することも珍しくはありません。時にはスポンジとなり、時には鏡となるのです。

スポンジはずぶぬれになります

スポンジはBPDをもつ人の投影を吸収し、BPDをもつ人の痛みや激怒を吸い込みます。BPDをもつ人を助けているという幻想を抱いているのです。けれども実際は、BPDをもつ人の苦痛な感情を正当な持ち主に反射し返さないことで、これらの防衛機制を用いることに対してBPDをもつ人に報酬を与えているのであり、将来もBPDをもつ人が同じ防衛を使い続ける可能性を高めているのです。

スポンジのように振る舞う人たちは、BPD内部の空虚感というブラックホールを埋めようと試みているように感じると言います。しかし、そのブラックホールにどれほどの愛情、思いやり、献身を捧げても、決して十分ではないのです。そこで、スポンジたちは自分自身を責め、穴を埋めるべく、もっと殺気立った努力をするのです。

同時に、BPDの人は痛む穴のせいで、本物で恐ろしい苦痛を感じ、non-BPDの人に、穴を満たすためもっと懸命かつより迅速に努力するように促します。もしBPDの人がアクティング・アウトするタイプならば、怠惰であるとか、自分のひどい苦悩に対して無関心であるとして、non-BPDの人を鞭打つかもしれません。BPDの人がアクティング・インするタイプなら、苦しみを終わりにするため、何か——何でもいいので——してくれとnon-BPDの人に涙ながらに乞うかもしれません。

しかし、こういったことはすべて、注目を誤った方向に向け、BPDの人とnon-BPDの人が、穴が空のままで残ってしまう本当の理由を発見することを妨げてしまうのです。穴はBPDの人に属していて、それを埋められる唯一の人は、BPDの人自身なのです。

鏡は焦点を合わせ続けます

その一方で鏡は、BPDをもつ人の糾弾、叱責、不可能な要求、批判につかまってしまうことはありません。BPDをもつ人の苦痛を吸い取る代わりに、鏡たちは、

- 自分自身の現実感覚を維持する。
- BPDをもつ人の苦痛を持ち主として適切な人——BPDをもつ人——に反射して返す。
- BPDの人が自分自身の感情に対処できるようになるという確信を表現する。

・BPDの人こそが究極のところ、自分自身の気分を改善できる唯一の人物であることを明白にする一方で、サポートを提供する。

鏡は自分自身の境界を遵守します

鏡は自分には一線があるということを、行動で示します。許容する行動と許容できない行動のタイプには、境界があるということです。このような境界を明確に伝達し、一貫してそれに準じた行動をします。

必要とあらば、自分自身を守るための手段も実行します。BPDをもつ人の行動を審判しているからでも、レッテル貼りをしているからでもなく、自分自身と自分自身の感情を価値あるものとみなしているからです。

このような手段としては、虐待的な状況から自分自身や子どもを遠ざけること、BPDの人にBPDの人自身の行動への責任をとらせること、自分自身の感情や願望を主張すること、罵倒や挑発的行動を無視すること、激怒している人に話すのは拒むこと、他の誰かの公の場での行動で自分が恥をかくのは許さないこと、単に「ノー」と言うこと、があります。

BPDの人にあなたの境界を伝えるためにDEARを使うこと

あなたの個人的境界についてBPDの人に話すため、いいタイミングを選びましょう。地に足がついていると感じていて、上機嫌の時です。多くの場合に、物事がうまくいっていているとnon-BPDの人はいい状態を損ねたくないので、難しい問題を話題にしません。けれども、もしこのように感じるのでしたら、もっと頑張っても同じだからと放っておきたくなる願望を、克服する必要があるでしょう。

あなた自身のニーズに耳を傾ける最善の受け入れ態勢がBPDの人にみられる時を選びましょう。あなたの状況次第で、あなたとBPDをもつ人の両方に好都合な時間を設定してもいいでしょう。

研究者のマーシャ・リネハンは、BPDをもつ人とその人を大切に思っている人々の間のコミュニケーションに向けて、一連の技能を開発しました。頭字語はDEARで、これはDescribe（描写する）、Express（表現する）、Assert（主張する）、Reinforce（強化する）を意味しています。

以下に挙げるのが、各ステップと、BPDの人にあなたの個人的境界を説明するためのステップ使用法です。

D 描写する：誇張、審判、どう感じるかという説明なしで、あなたに見えるままに状況を描写しましょう。できる限り客観的かつ具体的に。あなたが、出来事をそのままにとらえるビデオカメラであるというふりをすれば、役に立つかもしれません。

審判的な語句あるいは含みのある語句を使ってはいけません。動揺して怒っていた「ように思えた」などと言うことはできますが、BPDをもつ人の内的動機や感情をよくわかっていると主張するのはやめましょう。

例えば：「昨日、僕たちは休暇先から家に車で帰っていただろう。昼頃になって、いつ車を停めて食事をしようか話し始めて、そのとき、君は怒った様子で僕に話しだして、声がだんだん大きくなったんだ。前日に起こった何かについて、動揺しているように見えたよ。僕は約10分後、別の時にその話を続けてもいいかどうか、聞いただろう。でも、君は僕に怒鳴り続けたよね。さらに数分後、もう一回、家に帰ってからこの件を話せるか尋ねたんだ。でも、君は拒絶して、僕に罵倒を浴びせて、けなしまくったんだよ」

E 表現する：状況についてのあなたの感情や意見を、はっきりと表現しましょう。あなた自身の感情には責任を持ちましょう。つまり「あなたが私にこのように感じさせたのです」とは言わないように。正確に自分の感情を決定するため、事前に考えておく必要があるかもしれません。BPDの人があなたに投影しようとしている感情と照らし合わせて、あなたの感情というのはどのようなものか、決定しましょう。

例えば：「怒鳴られたときは、とてもつらかった。次に何をするのか、言うのか、わからなかったから、恐ろしかった。僕たちは車の中にいたので、行くところもなくて、どうにもしようがないと強く感じたよ。僕に怒っていたから、ひどく悲しかったよ。やめるように頼んで、やめてくれなかったとき、僕に反応してくれないのでとても腹が立った。息子が後部座席にいたから、とても心配でもあった。口論があの子にどのように影響しているのか、不安だったのさ」

A 主張する：境界をシンプルなものにし、主張しましょう。正しいから、期待されているから、正常だから、またBPDの人が行動すべき方法だからではなく、あなた個人の好みであり、そのように扱われたいからであり、あなたを快適にしてくれる行動だから、境界を求めているということです。

例えば：「君の感情は大事に思っているし、僕たちの困難を解決したいと本当に思っているよ。でも、事態が緊迫してお互いに叫びだした場合は、会話をやめて、後で、ふたりとも冷静になったときに再開することが必要だろうね。これは僕が自分自身の精神状態を良くするため、僕自身のためにすべきことなんだよ」

必要があれば、前のステップで描写した、壊れたレコード技法や集中技法を使って、繰り返し言いましょう——数回ならいいでしょう。

R 強化する：適切であれば、境界の利益を強化しましょう。あなたが必要とするものを手に入れることの、プラスの効果を説明しましょう。適切であれば、BPDの人が現状のマイナスの影響を理解するように、助けてあげましょう。

例えば：「話を再開するときには、冷静になって集中力も増しているだろうから、君の心配事をもっとよく聞いてあげられるよ。何の解決にもならない、ふたりとも心が乱れたままになってしまうような、怒ったままでの会話はよくないからね」

BPDをもつ人の行動をコントロールしようと試みて、BPDをもつ人を脅かしてはなりません。例えば、あなたとBPDをもつ人がおばあちゃんの85歳の誕生日パーティーに出ているとしましょう。BPDをもつ人は、他の皆がとてもめかしこんでいるのに、あなたがインフォーマルに短パンと色褪せたTシャツ姿なので激怒します。BPDをもつ人は、皆の前であなたがだらしがないと叫びます。

この状況をコントロールするために、怒った声の調子で「今すぐにやめないと、僕はここから出て行くぞ！」などと言うことも反応のひとつでしょう。

代わりに、あなたがBPDをもつ人の不利益になるように振る舞っているわけではないことを、明白にしましょう。あなたはあなた自身のために行動しているのです。例えば：「叫ばれると極度に不愉快だな。特に他の人たちが聞いているときは。腹が立つしどうしようもない気がしてくる。今すぐにこういうことはやめるように頼むよ。パーティーで楽しい時間を過ごし続けられるようにね」

前のステップで記述されていた壊れたレコード技法を使って、2度以上、あなたの願望を主張し、プラスの結果（例：「楽しい時間を過ごし続けられる」）を強化することが必要かもしれません。

これで効果がなければ、マイナスの結末を持ち出してもいいでしょう。「こういうことをやめなければ、僕は他のどこかへ行って休憩しなければならない。こういう振る舞いをするときは、僕に敬意を払っていないんだ」。BPDの人がなおも反応しなければ、言ったことを実行しましょう。

反発に備えましょう

人々が無益な争いをやめて、自分自身のニーズ、願望、信念についての明確な言葉を述べると、相手は通常、その反応として行動を変化させます。こういうことは、すべての人間関係で起こります。けれども、2人のうちの1人がBPDをもっていれば、あなたの変化に対して相手がどのように反応しうるか、予想を立てておくことがとても重要です。

BPDをもつ人たちは、他人との相互作用を通じて、自分の苦痛に対処しようとします。すでに説明したように、投影、激怒、批判、非難、その他の防衛機制はすべて、BPDをもつ人に代わってBPDをもつ人の苦痛をあなたに感じさせようという試みです。あなたがその苦痛を正当な主張でBPDをもつ人のほうに向け直し、BPDをもつ人が苦痛への対処を始めれば、あなたは署名したことにすら気づいていなかった契約を破っていることになります。細字部分に、あなたがBPDをもつ人の苦痛の入れ物になると書かれていたのです。

当然ながらBPDをもつ人はこの事態を苦悩と受け止めます。おそらく、ハリエット・ゴールドホー・ラーナー博士が彼女の著書『*The Dance of Anger*（怒りのダンス）』で対抗運動とか「元に戻れ！」反応と呼んでいることを行うでしょう。これは、物事をかつての姿へと回復するために企画された動きです。このような対抗運動に耐えるあなたの能力が、ふたりの関係の将来の行く手を決定するでしょう。

対抗運動は予測可能です

ラーナー博士によると、人々は境界設定に対して、３つの予測可能で連続したステップで反応します。

① BPDの人は自分の立場を支持する論理（時として「BPD論理」）、感情、意見を用い

て、あなたに反対してあなたの気持ちを変えようとします。このため、あなたの境界が正しいか間違っているか、口論しないことが大切なのです。どちらでもないのです。単にあなたの個人的境界なのです。

ここに挙げるのが、私たちの意図することです。あなたが数人の人たちに、どのような行為が公の場での愛情表現として適切なものか、意見を聞いたとしましょう。保守的な家庭の出である人は、手を握ること――キスはだめ――と答えるかもしれません。ティーンエイジャーのグループは、唇への短いキスは完璧に問題がないとみなすかもしれません。正午のフォーマルなレストランと午後11時の月明かりの浜辺は、異なる振る舞いを要求するので、賢明な人は、すべて状況次第だと主張するかもしれません。そしてロックスターは、いつでも何でもありと宣言するかもしれません。

それでは、誰が正しいのでしょう？　自分の価値観や信念に基づいた個人的境界を遵守している点で、皆が正しいのです。

あなたが別の誰かの境界を守るとき、――あなたは、その人がどのように扱われるべきであると考えるかという、あなたの意見ではなく――その人がどのように扱ってもらいたいかという、その人の意見を尊重しているのです（もしＢＰＤの人があなたの境界は間違っていると言ったり、境界設定に対してあなたを攻撃したら、後に述べるPUVASというコミュニケーションツールを使いましょう）。

② BPDの人は反応の程度を激化するかもしれません。暗黙のメッセージは「あなたは私の対処方法を奪っているし、私にはこういう感情は我慢できない――だから元に戻れ！」です。

もしBPDの人が以前に叫んでいたのなら、今やコントロール不能なほどに激怒するでしょう。前にはあなたを利己的だと非難していたのなら、今やBPDの人はあなたを世界一自己中心的で、自分本位で、他人をコントロールする人間だと言うでしょう。暴力（自傷や殴る蹴る）を使って適応してきたならば、暴力がもっと深刻化するでしょう。

BPDは重篤な人格障害です。対抗運動が、あなたひとりで対処できる以上に深刻であると思われれば、あるいは、その対抗運動でマイナスの影響を受ける子どもがいれば、有能なメンタルヘルスの専門家に外からの援助を求めることが不可欠です。攻撃された、虐待された、と感じたなら、自分を守るために163ページのステップ9に示された戦略を使いましょう。

③　BPDの人はあなたが前のパターンを再開しないと、何らかの結末をみると脅迫するかもしれません。例えば、「今すぐにこれを話し合わなければ、永遠におしまいだ」などです。BPDの人が脅迫を実施するかどうか、確信する方法はありません。この理由から、あなたは現在の状態を再定義したいという、あなた自身の前向きの姿勢を非常にはっきりさせねばなりません。

これは恐ろしいことかもしれません。現在の状態というのは、苦痛を伴ってはいても、馴染んでいるからです。変化の結果は未知のものです。そして変化を——良い方向に向かっての変化でさえも——恐れるのは、人間の本性というものです。あなたもBPDの人と同様に、変化の利益のほうが変化への障壁よりも重みがあると理解したときに初めて、変化することでしょう。

対抗運動は正常です

対抗運動が、あなたのしたことは間違っていたとか、効果がなかったと示そうということではないと覚えておくことが大事です。BPDの人に何か難しいことをするように求めたということなのです。自分を不愉快にすることをするのは、誰だって好きではないのです。時間が経てば、あなたの境界設定が、BPDをもつ人の厳しい自己点検と治療を求めるという決断につながる可能性があります。あるいは、BPDの人があなたを価値下げし、BPDの人を見捨てたとして糾弾し、二度と会いたくないと主張するかもしれません。あるいは、両方ともするかもしれません。何が起きても、いずれにせよ、最終的には起こることだった可能性があります。あなたの行為は、事態を加速させただけだったでしょう。

あなたはあなたの行動に自信を持たねばならず、ふたりの関係の長期的健全性のためにやっているのだということを認識せねばなりません。それゆえに、対抗運動を行うときに何をするのか、予期して計画を立てておかねばなりません。

BPDの人に対処するため、PUVASコミュニケーションツールを使いましょう

このシステムは投影、糾弾、過度の非難・批判をしているBPDの人や、理不尽な要求をしているBPDの人に対処するために使用できます。これは

Pay attention（注意を払う）

Understand fully（十分に理解する）
Validate the BP's emotions（BPDをもつ人の感情を有効化する）
Assert yourself with "My Reality Statement"（「私の側の現実の言明」で自己主張をする）
Shift responsibility for the BP's feelings and actions back to the BP（BPDをもつ人の感情と行動に対する責任をBPDをもつ人に戻す）
の頭文字です。

P　注意を払う：あなたが聞く番になったなら、本気で聞きましょう。何を言おうかとか、考えるのはやめましょう。あなたが決してしたり言ったりしていないことで、BPDをもつ人があなたを糾弾しているとしても、防衛的になってはいけません。BPDをもつ人の言葉を無視するのもやめましょう。後で問題を指摘するチャンスがあるでしょう。BPDをもつ人の言葉、身体言語、表情、声の調子などに注意を払いましょう。これは2つのことを達成します。あなたがBPDをもつ人の感情を有効化する役に立ち、表面には出ていない感情を探知することができるでしょう。

U 十分に理解する：言われたことは何でも、必ず十分に理解しましょう。理解できないときには、詳しく説明するようBPDの人に求めればいいのです。問い詰めているような感じではなく、具体的に話すように求めましょう。目標は、正確には何がBPDの人に問題を引き起こしている可能性があるのか、発見することなのです。ここでも、まだ問題の源を発見する試みをしていないので、自己防衛をしないように。

以下はBPDをもつタラとnon-BPDのコーリーの間の例です。どれほどタラが怒り、動揺しても、コーリーは冷静で落ち着いたままです。

タラ：「浮気しているって知っているのよ」

コーリー：「どうして、そう考えるんだい？」

タラ：「もう私を愛していないからよ。決して愛してなんかいなかったんだわ。私と別れたいのよ」

コーリー：「待った、待った、1つずつ考えよう。なぜ、僕の愛を疑うんだい？」

タラ：「ひとつには十分な時間を一緒に過ごしてくれないわ」

コーリー：「僕がタラと十分一緒に過ごしていないと言うんだね。何を意味しているのか教えてくれるか？」

タラ：「私の言いたいことはわかっているでしょ！」

コーリー：「いや、わかっているという自信はないよ。でも理解したいんだ。力を貸してくれないかな？」

タラ：「先週の土曜日、私抜きで友達と映画に行ったでしょう」

この状況では、タラに詳しい説明を求めることで、コーリーは非常に必要とされていた情報を手に入れました。もし彼が、即座に浮気を否定することで反応していたら、おそらく本当の問題――コーリーの彼女抜きでの外出で火がついたタラの見捨てられ恐怖――を発見することもなしに、いつまでも喧嘩したでしょう。

V　BPDをもつ人の感情を有効化する： BPDをもつリンは有効化の重要性を強調します。「私が最終的にカウンセリングを受けたとき、私の感情を感じる許可を与えられて、私が置かれていた状況を考えるとそのような感情は健全で知的な反応だと言われたので、奇跡のようだったわ」

例えば、タラの両親は、アルコール依存症で、彼女がまだとても小さかったときに彼女をひとりで置いて行ってしまうことが年中で、タラは自分で自分を守らねばならなかったということを、コーリーが知っていたとしたらどうでしょう？　そして彼女が9歳の時に、彼女の父親は他の女性を選んで家族を捨て、彼女の母親は「タラを愛していなかったから、パパは出て行ったのよ」と彼女に言っていました。さらにタラがコーリーに、大人になってからは父親と同様に最後には彼女を捨てる男性と多く関わった、と伝えていたとしましょう。おそらく、彼女の反応はより理解できるものになるでしょう。

BPDをもつ人の感情は現実世界では意味をなさないものかもしれませんが、BPDをもつ人の世界では意味あるものなのです。この場合、タラは本気でコーリーがもう彼女を愛していないと信じているのです。砂の入ったカップの中に金塊を見つけて、肯定的に反応しましょう。

感情に審判を下したり、否定したり、矮小化したり、あなたが「正当なもの」と考えるかどうかを論じたりしてはいけません。感情は感情であり、それにＩＱはないのです。額面通りに受け取りましょう。感情がそれほど明白ではないときは、表面の下まで少し掘り下げましょう。ＢＰＤをもつ人にあなたの受け取り方が正しいのか尋ねましょう。そうすればあなたがＢＰＤをもつ人の感情を聞いていることをＢＰＤをもつ人に示すことができます。妙に保護者めいた態度や、恩着せがましい態度は避けましょう。さもないと、ＢＰＤをもつ人はあなたが自分の懸念を真剣に受け止めていない、と激怒するかもしれません。

有効化を具体的に示した以下の例は、前例の続きです。

タラ：「先週の土曜日、私抜きで友達と映画に行ったでしょう」

コリー：「とても動揺して怒っているようだね。僕が映画に行ったことについても、もう僕がタラを愛していないと考えていることについても。声の調子や顔の表情でわかるよ。タラ、僕がタラを愛していないと考えたなら、心が乱れるのは理解できるよ。それが本当ならば、心が乱れるどころじゃないよね。大打撃だろうね。たった今、傷ついて悲しく感じているんだね」

タラ：「そうよ！」

Ⓐ「私の側の現実の言明」で自己主張をする：この例では、コーリーの現実は単純明解です。コーリーはタラに映画に行きたいか、尋ねましたし、彼女が断ったのです。そして彼は、自分が本当に彼女を愛しているとわかっています。このような場合、彼は「タラ、僕が友人と出かけたのは真実だよ。タラが行きたくないというので。楽しかったよ。友人と一緒に過ごすことは楽しいさ。でも、それはタラを愛していないということにはならないよ。愛しているよ。実際、とっても愛しているよ」と言うこともできます。

現実の言明には事実に基づいたものもあるでしょう。例：「何かが焦げているにおいがすると言ったとき、君の料理にコメントしていたんじゃないよ。単に焦げ臭いにおいに気づいたんだ」

あなたの意見を反映する現実の言明もあるでしょう。「友人と映画を見たがっても、利己的だとは考えないよ。2人の人間が結婚していたとしても、他にも友人を持って、自分自身の関心事を追求するのは、両方にとって良いことだと思うんだ」

BPDの人があなたの現実の言明を聞いたと確認しましょう。けれども、同じことを何度も何度も言うことで、BPDの人を安心させようとするという罠に陥らないようにしましょう。それは、BPDの人だけが埋められる穴を埋めようとしているようなものです。それはBPDの人自身のすべき内的作業なのです。

しばしば、真実というのはこれほど明白ではありません。私たちが面接した多くのnon-BPDの人は、BPDの人が自分が正しくてnon-BPDの人が間違っているのだと主張するので、それがあまりにも説得力があるため、自分自身の現実知覚を信じられなくなると語りました。

Non-BPDのサラとBPDをもつ母親マリアを見てみましょう。マリアがサラに電話してきてサラを責めて批判するときには電話を切ると、サラはマリアに告げます。加えて、サラは母親が電話をかけてくる週当たりの回数に、制限を課しています。

「私なら自分の母親にそんなことは絶対にしないわ！」マリアはぴしゃりと言います。「どうして実の母親と電話で話すことを拒絶したりできるの？　なぜ、こんなふうにして私の感情を害したりできるの？　どうして私は、こんな感謝の念が欠けた利己的な娘を育ててしまったのかしら？」

サラの父親、ジョージも同意します。彼はサラを隅に連れて行き「サラ、お母さんは、どうしても、ああいうふうに振る舞うんだよ。彼女にはどうしようもないのさ。良い娘になってやって、お母さんと仲直りしなさい」と言うのです。

サラは混乱します。彼女は悪い娘で自分勝手なのでしょうか？　母親が彼女をガミガミ叱って、胸が恐ろしく締めつけられるように感じたとしても、電話に出続けるのは、母親に対しての義務なのでしょうか？

BPDの人や周りの他の人が対抗運動をするときには、83ページのステップ1で私たちが論じた鍵となる概念へと戻ることが必要でしょう。私たちは「あなたにはあなたの意見、思考、感情のすべてに対して権利があります。良くても悪くても、正しくても誤っていても、あなたの一部なのです。あなたをあなたにしているものなのです。そして、他の皆も自分の意見、思考、感情に対する権利があります」と書いたのです。

もしサラが両親と適切な電話のエチケットについて話し合うと決めたなら、彼女は本当の問題を回避していることになります。大人として、彼女は自分がどう扱われたいかについて、自分自身の選択をする責任があるのです。

サラは言うでしょう。「私がお母さんに電話の制限を守るように頼んだことについて、お二人が異なる考えを持っているという事実を私はきちんと受け止めます。お父さんお母さんは私とは違うふうに事を行うのでしょう。それはわかります。でも、私はお父さんお母さんではないのです。私は私です。それで、私と私自身の感情に敬意を払うため、電話回数を制限することが必要だし、電話に出続けて、気分が悪くなるような批判や非難を聞かなくてもいいというのも必要なことです」

サラの両親が利己的だと彼女を責めたなら、彼女は同意するかもしれません。そして過去には彼女自身のことを十分に考えていなかったので、利己的なぐらいがいいと思う、と言うかもしれません。

「私の側の現実の言明」はBPDをもつ人――そしてあなた――があなたの「真実」とBPDをもつ人の真実という白と黒の間に、グレーを見つける役に立ちます。あなた方ふたりは交渉する可能性もあるでしょう。サラとサラの母親は週1回ではなく、週2回の電話で合意するかもしれません。コーリーとタラはコーリーの外出は金曜日とし、土曜日には一緒に出かけると決めることもできます。

Ⓢ BPDをもつ人の感情と行動に対する責任をBPDをもつ人に戻す：最終ステップは

とです。あなたはBPDをもつ人のサポートはできるものの、BPDをもつ人の気分を良くできるのは、究極のところBPDをもつ人自身だけなのだということを、BPDをもつ人に知らせることができます。以下に2つの例を挙げます。

「僕が君を見捨てたか拒絶したと考えているようだね。僕は君をとても大切に思っているけれど、君がそれを信じたくないと思っているかのようだ。それは、極度に苦痛だろうな。僕の愛を信じないということは。それで、その苦痛をどうしたいんだい？　なぜそのように感じるのか発見して、徹底的に向き合いたいかな？　多分、一緒に考え抜くこともできるんだよ。君が今感じているように感じてしまう理由を発掘する努力をするならサポートするけれど、君の心を変えるとか、君の感情への責任をとることはできないんだ」

「お母さん、私の電話制限の件では意見が合わないのは理解しています。電話中にお母さんが私について悪いことを言うのを、私は自分がどう感じているか主張したので、お母さんが動揺しているのもわかります。数日間、この件を考えてみてもいいんじゃないかしら。批判や非難をしないときには、今もお母さんと話がしたいってことを、わかってくれるように希望しているわ。お母さんを大事に思っているし、お母さんから連絡をもらいたいわ。ただ、成熟して責任ある大人なんだから、それなりの扱いを受けたいのよ。私の人生のこの時点では、それに値すると思うわ」

ステップ9　安全でない行動に事前対処する方法を計画し、必要な場合は実行しましょう

安全でない行動には、乱打、激怒、自傷、自殺脅迫／企図などがあります。最初の2つはアクティング・アウトするBPDの人の間で、より多くみられます。あとの2つはアクティング・インするBPDの人で、より頻繁にみられます。

暴力行為　BPDの人もnon-BPDの人も身体的暴力に訴えることができます――押す、ひっかく、噛む、殴る

あらゆる種類の身体的暴力を非常に真剣に受け止めましょう。以前には一度も起こっていなくて、またありうるのか疑わしくても。暴力はエスカレートする潜在的可能性を持っています。

セラピストのエリス・M・ベンハムは「暴力的状況下にあるとき、再びそれが起きることはないだろうと信じるように、自分自身をだますのは容易である。しかし、また起こりうるのであり、深刻に乱打されてしまうかもしれないのだ――死ぬことすらある」と言います。

家庭内暴力の問題を抱えているのなら、シェルターや危機介入プログラムからの助けを即刻求めましょう。その状況が再び発生したら、何をするのか計画しておきましょう。法的相談を求めたり、警察に電話したりして、あなたの法的な選択肢について質問しましょう。

男性もまた虐待を受けます

私たちの社会に、家族の暴力が女性にとって緊迫した問題であることを確信させるには、長年かかりましたし、数件の家庭内暴力の具体例が広く取りざたされる必要もありました。現在、社会は、男性もまた打ちのめされると認識する必要があります。

ある男性は言います。「私の元妻が強烈な激怒状態になったとき、時々、彼女は私をひっかいて、頭を打ち叩いて、胸にパンチを食らわせました。私は小柄な男ではありません。私は6フィート3インチ（約190センチ）で、215ポンド（約97キロ）もあります。それでも彼女は私をへこませたのです」

大勢の殴られた男性たちは、一部の暴力を振るわれた女性のためのリソースは、男性を真剣に考えてくれないことがあり、事態を悪化させてしまうことさえあると私たちに語りました。例えば、ある男性のnon-BPDの人は殴られた後で警察に通報しました。警察は彼を逮捕するという反応を示したのです。加えて、他人に笑われることを（正当にも）恐れるので、男性は虐待の被害者であると他人に知らせるのを通常、躊躇します。

暴力を受けた男性は、暴力を受けた女性と同様の選択肢があります。女性と同じように、男性はこの問題を真剣に受け止めて、自然に消えてなくなるものではないと認識せねばなりません。さらなる暴力から自分自身と、必要であれば自分の子どもを防護するために、計画を立てねばなりません。

激怒　誰もが怒ります。しかしアクティング・アウトするBPDの人の激怒は独特で恐ろしいものです。BPDの人は普通、非論理的で全く制御不能だからです

BPDをもつカレン・アンは内側から、激怒がどのようなものか説明しています。「怒っているときには、理性的に自分自身を制御することができません。感情の旋風に取りつかれ、悪意あるアクティング・アウトに出てしまうのです。感情が私を圧倒して、感情を吐き出すために荒れ狂わねばならないのです。実際にやっていることが、ある人をさらに遠ざけてしまうと十分に知っていながらも、自分自身を保護する試みなのです。誰かに大激怒するときには、相手の人がもはや本当の感情を伴った本当の人間ではないのです。私の憎悪の対象かつ私の苦悩の原因なのです。敵になるのです。パラノイアのようになって、相手が私を傷つけたがっていると信じてしまい、相手に勝ってコントロールを握るために攻撃に出ると決め込んでいるのです」

恐怖が怒りになります

多くの場合、激怒しているBPDの人は、もっと強力な感情、つまり見捨てられ恐怖を覆い隠すために、怒りを使っています。

あるBPDの人は「BPDの人はただ1つのことを心配していると思います。愛を失うことです。私は追い詰められると、とても怯え、それを怒りで示すのです。怒りは恐怖よりも簡単で、それほど私を脆弱に感じさせないのです。攻撃される前に攻撃するのです」と言います。

激怒と論理は相容れません

臨床家のジェイン・ドレッサーは「BPDをもつ誰かが、感情的にひどく刺激されたとき、論理的に振る舞うことを期待してはいけません。そういうことは起こりません。そうしたくないからではなく、できないからです」と言っています。

ドレッサーは、トラウマを経験した人が感情的に高揚すると、脳の論理中枢がうまく機能しないようだと示す最近の研究（Rauch, May 1996, *Archives of General Psychia-*

try）を引用しています。

この発見は大半のnon-BPDの人にとって、驚きでもありません。激怒しているBPDの人と論理で渡り合うことが、無駄でフラストレーションのたまるものだと知っているからです。理性的な話し合いのタイミングは、後にあなたもBPDの人も共に冷静になってからです。

ドレッサーはまた、BPDの人たちの一部は、感情を調整する能力がないので、すべての怒りが同じ強度を持ちうるとも指摘しています。些細な苛立ちも、熱情のこもった激昂と区別がつかないようなのです。ドレッサーは「時としてBPDの人には『1から10の尺度で、どのくらい怒っていますか？』と質問することが大事です」と説明しています。

BPDの人が激怒しているときにすべきでない・・こと

身体的、言語的、または感情的虐待を許容してはいけません。もし我慢できると思ったとしても、時間が経つうちに、あなたの自尊心を侵食して、ふたりの関係を毒するでしょう。

また、激怒は、BPDの人が自分の苦痛な感情に対処するために用いる防衛機制だということを覚えておきましょう。あなたに激怒することは容認できないということを、一貫してBPDの人に行動で示さねばなりません。さもなければ、効果があると思われるので、激怒は強化されてしまうでしょう。BPDの人の不健全な防衛機制が強化されると、BPDの人が変わる可能性が低くなるでしょう。

同じ理由で、BPDをもつ人の怒りにあなた自身の激怒で応じてはいけません。コリー・F・ニューマン博士は「これは敵意と強制的コントロールのパターンをエスカレートさせるだろう。火をもって火を制すれば、問題は悪化してしまい、何も解決されない」と言っています。

激怒に関して個人的境界を設定しましょう

もっと良い解決方法は、一時的にその状況から離れることです。しかしながら、前に述べたように、見捨てられ恐怖がしばしば怒りの仮面をまとっています。ですからBPDの人はあなたがいなくなると、脅かされてしまうかもしれません。

これには簡単な解決方法があります。BPDの人に、このことについては選択する権利がありますと伝えましょう。落ち着くことを選択すれば、あなたはとどまります。もし激怒するほうを選べば、あなたはその場を去って、事態が沈静化するまで戻らないでしょう。選ぶのはBPDの人なのです。

しかしながら、BPDの人に個人的境界について理性的に話すべきなのは、口論の最中ではありません。それは、BPDをもつ人の論理感覚に訴えるには最悪のタイミングです。事態が安定しているときに、ステップ8で記述したDEARやPUVASを使って、この境界を設定せねばなりません。BPDの人が何をしようとも、あなた自身の境界を知り、尊重し、あなた自身のために安全を生み出しましょう。

行動を計画しましょう

心理ソーシャルワーカー（ACSW）のマーガレット・ポファールは「自分の権利を守るために十分な自信を身につける必要があります。例えば、『この家と私たちの関係でうまくいかないあらゆることに対して、すべての責めを負うつもりはありません。私に怒鳴ったり叫んだりし続けるならば、あなたとはこの件をこれ以上話しません。望むなり必要とするなりしていることを、冷静に伝えてくれるのなら、サポートしたいと思っています』と言えばいいでしょう。そして、激怒が続くならば、歩いて去ってしまいましょう」

と言います。

BPDの人が激怒しているとき、あなたは次の選択肢のうちのひとつを実行できます。

- 他の人をみな立ち入り禁止にして部屋にこもる
- 友人に電話して友人のところへ行く
- 友人に電話して来てもらう
- 映画に行く
- ヘッドフォンをして音楽を聴く
- 身体的に立ち去れなければ、BPDの人を無視する
- タクシーで家に帰る
- 留守電をオンにして温かい風呂に入る
- BPDの人からのeメールを読まない

選択肢を徹底的に考え抜いて、BPDの人が激怒し始めたら何をするか、具体的な計画を立てましょう。それから、何が起きるのかについて共通の理解が持てるように、こういっ

た状況が発生する前にBPDの人と計画を話し合いましょう。もし出ていった場合でも、あなたは戻ってくるのだとBPDの人に安心させましょう。

計画を実施する前に、対抗行動への反応について、ステップ8の情報を見直しましょう。事態がエスカレートする場合に備えねばなりません。

そして一貫性の重要さを覚えておきましょう。ポファールは「今日、怒りまじりの非難は受け入れないと言ったなら、明日も受け入れてはいけないのです」と言っています。BPDをもつ人の激怒に自己主張的態度で応じることは、初めは大仰なことに思えるでしょう。けれどもしばらく経てば、より統合化されて自然に発するものになります。学ぶ価値が十分にある技能なのです。

BPDの人による対処への提案

多くのBPDの人が私たちに、BPDの人の激怒を経験するnon-BPDの人へと伝えるべき提案をしてくれました。あなた独自の状況に照らし合わせて、以下の忠告を評価してください。それぞれのBPDの人とnon-BPDの人が異なっているので、これらの忠告はあなたにとって、効果がある場合もない場合もあるでしょう。

●「人が私を落ち着かせようとしたり、私の怒りをなだめようと試みるとき、私は腹が立って無効化されたように感じます。私がそんなふうに感じるべきではない、と言われているかのように。そういう意味ではないと知的には理解できても、そういうふうに感じるのです」

●「私が怒りを静める役に立つ唯一のものは、夫が『君は怯えているんだ、怒っているんじゃないよね』と言って、抱きしめてくれることです。その瞬間、私の怒りは溶け去って、私は再び恐怖を感じることができるのです。BPDの人に攻撃されると人々が腹を立てるのは理解できますが、怒りで反応することは事態をさらに悪くするだけです」

●「もしBPDの人が危険な状態を生んでいるのなら、事態が安全になるまで、他の人は離れていたほうがいいのです。こうすれば、怒りは許されるし正常だけれども他の人の自尊心を傷つけない方法で表現する必要がある、ということをBPDの人に知らせる役に立つでしょう」

●「私が怒っているときに他の誰かがしてくれることで一番いいのは、私の話を聞いて私の言っていることを信じてくれることです。残念ながら、現在出版されているBPDについての本の多くが、BPDの人は真実がどのようなものか知らないと想定できるとか、BPDの人は『操作的』であるといった理由で、BPDの人が言っていることを無視するようにと促しているのです。私の怒りの大半は、他人が私の話を聞いてくれなかったり信じてくれなかったりするから引き起こされているのです。これは非常に苦痛です。私が存在しないかのように感じさせられます」

- 「私の夫は今では能動的に話を聞いてくれます。そういうコミュニケーションを探し求めてくれさえするのです。それが私たちの関係に本当に役立ちました。Non-BPDの人はBPDの人に、何がそれほど怒らせているのか尋ねるべきです。『わあ、君はこのことを重く感じているんだね。話し合おうよ』といったことを言ってください。そうすれば、状況を沈静化するのに大いに役立ちます」

自傷行為

自傷はBPDの人が圧倒的な感情的苦痛――通常は恥の感情と見捨てられることへの強烈

な恐怖――を解放したり、管理したりするために使う適応メカニズムです。自傷はエンドルフィンという、気分が全般的に良くなる化学物質を放出させる可能性があるのです。

BPDの人が挙げる自傷の理由には、次のようなものが含まれます。

- 怒りを表現するため。あるBPDの人は「誰かに対して腹が立ったときには、その人を破壊したり、傷つけたり、あるいは殺したくなってしまいます。けれども、本当はその人を害せないことをわかっています。だから、自分自身を切りつけたり、自分の髪を引き抜いたりして、怒りを外に出しているのです。そのときは気分が良くなりますが、後になると自分が恥ずかしくなって、やらなければよかったと思うのです」と言います。
- 身体的な痛みに注目することで、感情的苦痛、フラストレーション、その他のネガティブな感情からの解放を求めるため。あるBPDの人は「自傷は私が内的な地獄を抜け出して、肉体を感じる役に立つのです」と言います。
- 自己嫌悪を表現するため。これはおそらく虐待を受けたBPDの人の間で、より頻繁にあるでしょう。あるBPDの人は「私の父が私への虐待をやめたとき、突然消えてしまった痛みを、何かで補わねばなりませんでした」と言っています。別のBPDの人は「私にとって、傷跡は私の両親がしたことの上塗《うわぬ》りだったのです」と言います。BPDをもつ人の中には、痛みは自分で思うほど「悪く」はない、と言う人もいます。

- 生きていることを、もっと感じるため。つまり、死んでいるような感覚や内面が痛んでいるという感覚を緩和するため。あるいは、時として、その反対：より麻痺した感じを得るため。
- 内面的に感じている苦痛を他人に伝達しようと試みるため。あるBPDの人は「本当のことを言うと、私が助けを必要としていることを、誰かに気づいてもらうためにやったのです」と言います。別の人は「自分を切ると、どんなに気分が悪いのか説明しようとしなくていいのです。見せることができますから」と述べています。

Non-BPDの人は多くの場合、自傷行為にとても怯えてしまいます。BPDの人との関係において発生する何かが、しばしば引き金になるので、その行動への責任を感じがちなのです。

外的な出来事が自傷行為のエピソードに火をつけてしまうとしても、それは本当はBPD

の人の内的経験に深く根ざしているのだと、心にとめておくことが大事です。言い換えれば、自分を責めないように。

自傷に対処するための提案

- ＢＰＤの人に共感を持ちましょう。ＢＰＤの人がどう感じているのか理解しようと努力していることと、ＢＰＤの人がひどい苦痛を経験していることを知っていると示しましょう。
- ＢＰＤの人が冷静で安定しているとき、自傷の理由（人それぞれに異なる理由があります）を理解できるように考えてみましょう。もっと健全な適応方法を考えようと言ってみましょう。

あるＢＰＤの人は「私は切るのをやめようと努力をしていたのですが、そのときなぜ切るのかを理解することが役に立ちました。それから、代わりとなる行動を編み出せたのです」と説明しています。

「私が怒っていたとき、例えば、代わりにエアロビクスのクラスに行くなど、何か身体的なことをしたものです。なぐさめが必要ならば、代わりに自分で自分をなでさすりました。自己沈静とでも言いますか。あるいは、私は私の犬とくっつき合いました。時々私は自分に赤インクで印をつけまくりました。これでも正常ではないとわかっていますが、切るよりはましです。

● BPDをもつ人の自傷を強化しないように、境界を設定しましょう。BPDをもつペニーは、友達が自分と境界を設定した方法を説明しています。

「酒を飲んで自分を傷つけているときに、私には通常頼っている友人がいます。私のセラピストが次のように友人に伝えなさいと言いました。私が何かしら自己破壊的なことをする前に友人に連絡をとったならば、友人が私と話してくれて、話がしたいと言って私を安心させてくれるように、と。けれども、私が飲むとか切りつけるようなことをしている最中や、してしまった後に連絡したならば、友人たちはただ『ペニー、あなたを大切に思っているわ。でも、ペニーがそんな状態のときには、絶対に関わらないわ』と言うことになっていました。それから電話を切って、私がそういう状態の間は、私からの連絡をすべて受け入れ拒否するわけです。

これは友人たちに避難口を与え、友人たちが私の世話係になるというプレッシャーを感じなくてすむようにしたので、ストレスが前ほどかからなくなり、私たちの友情は生き残る見込みが高まりました。飲酒や自傷が、もはや友人からの気遣いで報われることがなくなったので、私の自己破壊行動が強化されることも防いでくれました。私が前のパターンに近づいてしまったときもありましたが、事前の電話がこれまでのところ、再発を防ぐのに十分でした。私は電話のタッチ音とそれが象徴しているものを十分に恐れているので、他の対処方法を探すのです。

それに私の友人たちは、私を『見捨てた』という罪悪感がないとわかっているので、この不慮の事態向けプランで随分、楽になったと言います」

自殺　BPDをもつ人々の3%から9%は実際に自殺します。自殺企図をする人はもっと多いのです。そして、さらに多くが自殺の脅しをします

コリー・F・ニューマン博士とトーマス・E・エリス心理学博士は最近、自殺についての本を著しましたが、これには、自殺傾向のある人々と愛情関係にある人々に対する付記が含まれています。

「操作されていると感じても、あなたが自殺の脅しをとても真剣に受け止めていると、

BPDに苦しむ人に示してください」と彼は言います。「決して『ああ、年中言っているじゃないの。でも本気で言っているわけじゃないでしょう。そうでなければ、もう死んでいるはずでしょう』というようなことは、言ってはいけません。フラストレーションから出たこのような反応は、何の目的にもかなわず、実際のところ、自殺傾向のある人を、単に自分は本気だということを証明するための自己破壊企図へと、駆り立ててしまうかもしれません」

代わりにnon-BPDの人は、声や行為で思いやりを示すべきだとニューマンは言います。「これではすべての問題を解決しませんが、差し迫った危機はそれ以上の緊迫を避けられるでしょう」。彼は言います。「例えば、『病院に連れていかなければなりません。これは生か死かの問題ですから』ということができます。このようにすると、自殺傾向のBPD患者の助けを求める叫びに、適切な注目が与えられます。そして同時に、深刻な脅しは深刻な反応を保証することと、こういった極端な状況で必要となる専門家の助けを与えるのは、あなたの責任でないことを明確にできるのです」

関係が終わった後での自殺の脅し

多くのnon-BPDの人がBPDの人との関係がおしまいになった後で、BPDの人が接触してきて、non-BPDの人がただちに来て面倒をみてくれないと、自殺するとほのめかしたと言いました。Non-BPDの人はそのため極度の罪悪感を持ち、混乱し、操作されていると感じたと語っています。

ニューマンは言います。「こういった感情は完璧に正常なものです。しかし、こういった状況下でまた関係に戻るということは、一方は他方が死んでしまうと恐れてとどまっていて、もう一方は相手なしでは生きられないと考えるためにとどまっている、という関係に入ることです。これは私が定義するところの不健全で不幸で非機能的な関係です」

私たちは、こういった状況とあなたの選択肢について前もってじっくり考え、もし可能であるような場合には、関係が終わる前にBPDの人とこの種の状況について話すことを勧めます。BPDの人に、この種の援助はあなたの許容力を超えていて、おそらくメンタルヘルスの専門家に電話すべきだと伝えてもいいでしょう。別の選択肢は、BPDをもつ人の家族、セラピスト、緊急電話相談、警察、または救急部門に連絡することです。

もしあなたがBPDをもつ人の言うようにすれば、BPDをもつ人の生命を救えるかもしれませんが、このタイプの行動を強化してしまい、再び起こる可能性を増やしてしまうおそれもあります。それぞれの状況に応じた対応が必要とされます。

さらなる助けを求めて

もし、あなたのBPDの人が自殺傾向を示しているのならば、この本で私たちが提供できる以上の援助が必要です。もしあなたの関わっているBPDの人が原則に対する例外にあたるのなら、結末が深刻なものとなりうるので、この話題についての一般論を述べることは困難です。

もしBPDの人がセラピストにかかっているのなら、あなたがそのセラピストと話をすることを勧めます。セラピストは守秘すべきことはもらさないでしょうが、危機状態になったときにあなたがどうすべきかについて、参考になる意見を得られるでしょうし、一般論としての話もしてくれるでしょう。

BPDの人がセラピストにかかっていないのならば、あなた自身がセラピストにかかってもいいでしょう。あるいはガイダンスを求めるために、地元の緊急相談電話や病院の救急部に電話をしてもいいでしょう。それから、こういった人々や場所の電話番号を手元に保持しましょう。

ステップ10　子どもの特別なニーズを意識しましょう。子どもの環境を、できるだけ安全で予想可能かつ支援的、養育的なものにするため、早急に手段を講じましょう

テレサはBPDですが、子どもたちととても親密で愛情ある関係を持っています。彼女は次のように言います。

「私には子どもが2人います。上は18歳の女の子で、地元の高校で英才教育プログラムに入っています。芝居では主役をやり、幸せで、友達がたくさんいます。下の子は息子で14歳です。平均的な生徒で趣味が多く、友達との遊びの予定が盛りだくさん

です。

私の母親はBPDで、私もBPDです。けれども、私は私の能力の最大限を尽くして、私自身の子どもにはこのサイクルを打破し、自分の子ども時代にはなかった愛情とサポートを与えようと誓っていました。

例えば、私は私の怒りが子どもたちに影響しないようにしています。動揺して、「ボーダーライン」のような気分になったときは、友人に電話して来てもらえるという約束ができているのです。

BPDの人がすべて悪い母親というわけではないということを、みなさんには知ってもらいたいです。精神科の診断ではなく、行動で親を判断する必要があるのです」

Non-BPDのウェンディーは、母親がBPDだった可能性がとても高いと気づいたとき、40代になっていました。それまで、自分には世界でただひとりジキル博士とハイド氏のように振る舞う母親がいる、と考えていたのでした。彼女は次のように言います。

「私が子どもの時、母は四六時中私を批判しました。絶え間なく、私が愚かで太っていて、怠惰で頭がおかしくて、人生で何も達成できないと言っていたのです。彼女の激怒は信じられないもので、よく物を投げたり、壁から物をはがし取ったりしていました。

母は人生における私の目的は、彼女の感情的ニーズを満たすことだと信じていたのです。孤独だとか悲しいと感じたときには、私を抱きしめて愛していると言うのでした。『お母さんのことも愛しているでしょう?』と何度何度も私に聞きました。けれども、忙しい時や心がいっぱいの時には、何カ月間も私を無視できたのです。

両親が離婚した際、母は数カ月間、父に会わせてくれませんでした。母は自分が父を憎んでいたので、私にも憎んでほしかったのです。そして私が父を憎むようにならなかったとき、母は私を決して許しませんでした。

それでも同時に、彼女は普通の母親のように振る舞うことができました。私に物を買ってくれて、いろいろな場所――劇場、バレエ――に連れていってくれました。ある意味で、それが事態をいっそう悪くしたのです。彼女が『良い母親』から『悪い母親』に変わるとき、私は裏切られたと感じて、内側が麻痺してしまうのでした」

BPD行動と子育て

多くのBPDの人は自分の子どもの前では、アクティング・アウトする衝動を決して感じません。他のBPDの人はテレサのように、時として衝動は感じるものの、意識的に子どもをBPD行動から保護する努力をします。

しかしながら、BPDの人には第三グループがあります。ウェンディーの母親のように、子どもとの接触でもBPDの防衛機制を使ってしまう人たちです。こういったBPDの人は通常、故意に子どもを害するわけではありません（あなたの関わっているBPDの人が、意図的に子どもに害を与えているのなら、即刻助けを求めてください）。けれども、意図に関わりなく、効果は同じなのです。子どもは残りの人生にわたって影響を受けるような形で、傷つけられてしまう可能性があるのです。

以下に挙げるのは、このタイプのBPDをもつ人の子育てに関する典型的な懸念です。これらは単にBPDをもつ人の問題ということではありません。BPDではない親もまた、このように振る舞う可能性があります。

BPDの人は自分の子どものニーズ、感情、願望を適切に考慮することができないかもしれません

- 自分自身の感情的問題に没頭してしまっていて、子どもの感情的ニーズを見逃してしまうかもしれません。
- 子どものニーズや感情が自分自身のものとは違うことに腹を立てるかもしれず、それゆえに、馬鹿にしたり、却下したりしうるのです。
- 子どもがBPDの人の好みには合わない人々との間に、ポジティブな関係を持てることを認めるのに苦労するでしょう。子どもを通して、他人に仕返しをしようと試みるかもしれません。
- その瞬間の気分と感情的ニーズ次第で、過度の関与と無視の間を揺れ動くでしょう。
- BPDをもつ人のニーズにかなう何かをしている間だけ、子どもに注目する可能性があります。

BPDの人は首尾一貫性がなく、子どもを混乱させるかもしれません

- 子どもがすべて悪いか、すべて良いかのどちらかであるかのように、子どもに対して振る舞うかもしれません。これは子どもの自尊心を傷つけて、一貫性のある自己感覚を発達させることを困難にします。
- ウェンディーの母親のように、愛情のスイッチを入れたり切ったりする可能性もあります。子どもたちはBPDの人を（そして時によっては、他の誰も）信頼しないということを身につけます。
- 気分次第で、ひどく一貫性が欠けた形で規則を実行するかもしれません。子どもたちは何を予期すべきか決してわからず、自分の環境について、どうすることもできず、無力であると感じます。
- BPDの人は子育てについての責任のとり方が、過剰であったり過少であったり、交互に入れ替わります。例えば、BPDの人は自分の行動の子どもに対するマイナスの影響を無視しながらも、子どもの成績が悪いと罪悪感や落ち込みを感じるかもしれません。

BPDの人は子どもの正常な行動で脅かされるかもしれません

- 子どもが成長し、親に依存しなくなってくると、BPDの人は見捨てられたと感じて、抑うつ的になったり、子どもに腹を立てたりするかもしれません。あるいは無意識に、子どもが自分に依存するように試みるかもしれません。
- 子どもたちが反抗すると、BPDの人は愛されていないと感じて、怒ったり抑うつ的になったりする可能性があります。
- 子どもが腹を立てると、BPDの人は自分に対して子どもが怒っていると個人的に受け止め激怒し返して、状況をエスカレートさせてしまうかもしれません。

BPDの人は子どもが自分の思っている特定の形であることを要求し、無条件に愛することができないかもしれません

- 自分自身の不十分だという感覚を補うために、子どもには完璧であることを要求する可能性があります。

● 子どもが愚かで、失敗ばかりし、魅力がない、といったことが必要なこともあります。自分自身についての感情が、自分ひとりだけだと感じたくないからです。加えてBPDの人は自分の知っている誰かよりも、もっと有能だと感じることができるのです。

● 子どもにちょうど自分と同じようであってほしいのかもしれず、子どもが異なる感情や意見を持つと、脅かされて感じるかもしれません。

BPDの人は身体的または感情的に虐待をしがちであったり、極度に無視的であったりするかもしれません

● BPDをもつ人の薬物やアルコールの乱用や他の衝動的行動は、BPDをもつ人の子どもの安全や幸福を脅かすでしょう。あるいはBPDをもつ人が子どもを殴ったり、平手打ちにしたりするかもしれません。

● BPDの人は、極端に感情的になり、言葉での虐待をはたらくかもしれません。悪い子だ、無価値だなどと言って責めるかもしれません。

● BPDの人は、BPDの人の主要な関係を脅かすかもしれない、あるいは、自分自身のニーズで消耗しきっているといった理由で、子どもを他人からの虐待から守ることができなかったり、守ることに前向きでなかったりするでしょう。

BPD行動は虐待的になりえます

私たちは上述の行動を、親の意図が虐待ではなかった場合でも、虐待的と名づけています。意図が大事である一方で、最終結果は行動の子どもへの影響です。

例えば、ある親は鞭を惜しむことは子どもを駄目にすることだ、と信じているかもしれません。息子が悪い振る舞いをすると「息子のために」鞭打つかもしれません。親の意図は、子どもが強い倫理的性格を成長させる助けとなることかもしれません。けれども打たれた子どもは、親がいかに「善意」であったとしても、感情的問題を生じる可能性が高いのです。

虐待を止めるに際してのあなたの役割

この状況で子どもを防護するあなたの能力は、子どもとの法的および感情的関係、BPDをもつ人との関係、あなたの州や地域の法律、子どもに関係する件で境界を設定するあなたの意欲や能力など、多くの要因次第でしょう。

一般に、法律的、感情的にあなたがBPDの人と子どもに近ければ近いほど、あなたはより大きなプラスの影響を与えることができます。加えて、BPDの人と親密でポジティブな関係を持っている人は一般に、BPDの人が現在価値下げしている誰かよりも、状況に対して大きな影響を与えられます。

子どもに関係してBPDの人と境界を設定したならば、境界を遵守しなかった場合の結末について明確で確固たる態度をとる一方で、BPDの人とのポジティブな関係を維持するような繊細な方法で行いましょう。

しかしながら、あなたがBPDの人と血縁・婚姻関係になかったとしても、境界設定ができなかったとしても、子どもに対してプラスのロールモデルになろうという熱意は、子どもを大幅に助けるでしょう。ある女性は、思いやりと愛情に満ちたベビーシッターとの関係だけが、虐待を受けた子ども時代を通じて自分を支えてくれたと語りました。

虐待行動についてのBPD的態度

私たちの調査では、BPDの人には4つの基本的な虐待行動への態度があるように思われました。

① 自分の行動が虐待的であることを否定するか、自分の行動は正当だと自分に確信させてしまいます。例えば、あるBPDの人は子どもにとって非常に重要ではあるけれど自分が腹を立てている人物に、何らかの合法的理由もなく訪問の権利を与えません。あるいは、法廷の命じた訪問は認めるけれども、子どもを自分が価値下げしている相手に反目させようとします。または、訪問は許すものの、子どもが価値下げ対象に会いたいという願望を表現すると、あからさまに、または微妙に、子どもへの愛情と承認を取り下げてしまいます。

② より冷静なときには、BPDの人は自分の行動の一部は不適切かもしれないと譲歩し

ます。自分の行動を修正すると約束するかもしれません。短期間は実行さえするかもしれません。けれども、全体的には事態が有意な変化を遂げるとは思われませんし、あるいはBPDの人は変化しないことへの言い訳をし続けます。BPDの人は、変化が必要だという信念からではなく、あなたをなだめようとして、約束をしているのかもしれません。

③ 冷静なときには、BPDの人も自分の行動に罪悪感を持ち、恥ずかしく思います。実際、あまりに悪く感じて、自傷や自殺のジェスチャーを通して恥に満ちた感情を行動化するか、外にぶつけます。これがさらなる後悔の波を呼び、状況は恥の悪循環になります。これはアクティング・インするBPDの人の間でより一般的です。

④ BPDの人は自分の不十分さを正直に受け入れ、不健全な態度を克服して、子どもとの良い関係を育てるため――おそらくセラピストと共に――懸命に努力します。

子どもを守るためのポジティブで実践的な提案

● あなたが何らかの虐待について否認状態にあるのなら、目を開いてください。BPD

的行動は大人にとっても、極端に対処が困難です。子どもにとっては、より難しいのです。子どもには大きな視野がなく、BPDの知的理解はゼロかわずかばかりで、身体的、感情的ニーズを満たしてもらう点で、BPDの人に全面的に依存しているのですから。

一部のnon-BPDの人は、虐待の件でBPDの人に正面から話をつけることが、あまりに脅威に感じるので、虐待の影響を少なく見せたり、状況を変化させる自分の能力を否定します。

例えば、あるnon-BPDの女性は、BPDをもつ夫による感情的、身体的虐待から、10歳の息子を守ることはできないと信じていました。息子に関する件で境界を設定したら、夫は自分と離婚して財政的、感情的支援をやめてしまうと案じていたのです。しかし、もっと深いレベルでは、彼女は事を荒立てて夫との関係を脅かすことに気乗りがしなかったのかもしれません。

ある日、息子が夫との外出から戻って、彼女の腕の中ですすり泣きました。夫に惨めで価値のないうすのろだと言われ、頬をひどく平手打ちされたと泣くのです。彼女の反応は、息子に同情し慰めて、事態が沈静化したら自力で父親と問題を解決するように諭すというものでした。子どもがひとりでBPDをもつ親との境界を設定することを、決して期待してはいけません。

翌日、この女性と夫が映画に行ったとき、彼女は夫に、息子を殴ったり罵ったりするのはやめるようにと、穏やかに提案しました。夫は原則的には同意しましたが、自分の行動をコントロールしないことについて、数種の言い訳をしました。その件を追及するのが嫌だったので、彼女はその話題を放棄しました。彼女は夫が息子を殴るのは普通ではない、おそらく、また起きることはなかろう、と自分自身に言い聞かせました。

最初に発生した時点で、身体的、感情的虐待を真剣に受け止めましょう。無視してしまえば、BPDをもつ親に虐待を繰り返す許可を与えてしまうでしょう。あなたの境界について一貫性を持ち、それによって間歇的な強化を与えないことの重要性を思い出してください。

Non-BPDの人の中には、虐待に関してポジティブなことを想像する人たちまでいます。例えば、あるnon-BPDの人は妻の子どもたちへの激怒は、「世の中は悪いところだと学ぶ」のに役立つと感じていました。

● BPDの人が治療を求めるのを援助しましょう。思いやりを持ちましょう。批判や非難ではなく、ポジティブなフィードバックや建設的なコメントを提供しましょう。BPDの人にいつ、どのように育児についてのフィードバックを受けたいか尋ねましょう。BPDの人にとって、最も脅かされずにすむ方法を発見しましょう。

● 子どもが、BPDをもつ人の行動を非個人化できるように援助しましょう。BPD行動について、年齢に相応《ふさわ》しい教育を施しましょう。その行動をBPDとレッテルづけしなくてもいいのです。

ここに挙げるのは、あるnon-BPDの人が彼のとても幼い子どもに語ったことです。

「ママは病気なんだよ。のどやお腹が痛くなるような病気ではないんだけど、とってもとっても悲しくなってしまうような病気なんだ。ママは前に入院したんだよ。この種類の病気を治してくれるお医者さんがいるからね。ママが良くなって、あんなに泣いたり、ひどく怒ったりしないように助けてくれるお医者さんだよ。ママはね、2人のしたことであんなに怒ったり、泣いたりしたわけじゃないんだ。病気だからなんだよ。本当のところ、ママは2人のことをとっても愛していて、2人がママを幸せにしてくれるから、ママはどうにか微笑んだり笑ったりできるんだよ」

このnon-BPDの父親は私たちに言いました。「私たちはこれを何度も何度も繰返しました。そして、随分と効果があったのです。子どもたちの目の中に安堵感が見て取れました」

もちろん、もっと年のいった子どもは、全く別のアプローチを必要とするでしょう。けれども、年長の子どもたちといっても、まだ子どもに違いありません。この情報を大人のように処理できるとは、期待しないでください。BPDをもつ人の行動が自分のせいではないと、知的には理解できるとしても、これを感情のレベルで感じるのは別のことなのです。

● 良き例を示しましょう。子どもは大半、観察で学びます。ですから、おそらくあなたの行動を真似るでしょう。あなたがスポンジで、BPDの人に身体的、感情的な虐待を許してしまうと、子どもたちは同じことをするのが義務だと思ってしまうでしょう。代わりにあなたが鏡となってBPDをもつ人の行動を非個人化すれば、そうすることを学ぶでしょう。

多くのnon-BPDの人は誤って、BPDをもつ人の行動が自分にとって否定的な影響を及ぼすと信じています。しかし、BPDの人はいつでも自分自身の行動に対する責任があるのです。例えば、あるnon-BPDの人は、平穏を守るために、言語的虐待を許してしまうことも含めて、できる限りのことをしました。彼が反撃すると、BPDをもつ妻は彼に毒づいて怒って非難を浴びせるでしょうから、子どもの前でそのようなことが起こってほしくなかったのです。このことは彼にとって恥ずかしいことだったのです。

彼の意図は、親切で責任をとる人間であろうとするものでした。けれども彼の子どもたちは、母親がアクティング・アウト（行動化）しているときは、それを吸い取るのが自分の役割だと学習したのです。子どもたちは、母親の言い分に関して、正しいのだろうと信じ始めてしまいました。間違っているのなら、父親がそう言うでしょうから。

そのうえ、母親のアクティング・アウトが自分たちに向けられたとき、子どもたちは自分たちが母親の行動を引き起こしたと信じました。子どもにとって、親は神様のような人物です。しばしば、親が間違っていると受け入れることは、子どもにとってあまりに恐ろしいのです。そこで、その代わりに、自分が悪くて無価値なのだと信じてしまいます。これは子どもたちが、BPD的特性を身につけるお膳立てになります。

もし父親がDEAR技法やPUVAS技法を用いていて、子どもたちにBPDについて教育していたのならば、子どもたちは、母親は時々よその母親と違う振る舞いをするけれども、彼女の行動は彼女の責任であり、子どもたちの責任でも父親の責任でもないことを、学習するチャンスが得られたでしょう。

● 子どもに対する行動に関して、境界を設定しましょう。夫に確固たる境界を設定されたBPDをもつ女性は、彼がどのように境界設定をしたか、次のように描写しています。

「最悪の時期には、制御不能な激怒やヒステリーのエピソードが、山とありました。夫は私の行動が子どもたちを震え上がらせていることを知っていました。顔に出ていたのです。そこで夫は私をわきに引っ張って、子どもたちが聞いているし、怯えている、と非常にきっぱりと知らせるのでした。

『子どもたちをこんな目にあわせるつもりではないよね』と彼は言います。『コントロールがきかなくなっているよ。2階に行ったらどうかな？』

思うに子どもたちには幸運なことでしたが、私はたいていはそうしました。そして、私がそうしなかった数少ない状況では、事態が沈静化するまで夫は子どもを連れて行ってくれました。

大半のBPDをもつ人と同じで、私にはコントロールのきく瞬間と喪失する瞬間がありました。夫が確固として思い出させることは、単なる境界ではなく、現実確認であって、私には大人としての責任があり、私の行動が子どもたちに影響を与えうると認識できるだけ、私を子どもじみた退行から引き出してくれました。私を正気に返らせて、理性的に考えさせるには十分ではなかったにしても、私を他のほうに向かわせるには十分でした」

● 子どもたちに自分の感情について話すように促し、できるだけ感情を有効化してあげましょう。例えば、子どもはBPDをもつ親――あるいはあなた――に対してとても腹を立てていて、多くのネガティブな感情を表現するかもしれません。「そんなふうに感じるべきではありません」といったことは言わないように。子どもは実際にそのように感じているのです。審判的にならずに、子どもの話を聞きましょう。子どもが自分自身の知覚を信じられるように助けましょう。これは虐待が起こった後では特に大事です。

- 子ども相手には極力一貫性を持ちましょう。約束は守りましょう。あなたを頼りにできるのだと、子どもたちに知らせましょう。必要なときには呼ぶように促しましょう。
- 自分自身のニーズや願望、責任があるからといって、自分自身を責めるのはやめましょう。友情、意味のある活動、あなたの健康のケアを放棄してはいけません。自分が子どもを助けられる唯一の人間ではないことを認識しましょう。子どもに、ポジティブな影響を与えてくれるような大人と親しむよう促しましょう。教師、友人の親、ボーイスカウトやガールスカウトのリーダー、コーチ、そして他の責任感があって信頼できる大人などです。

● もし適切であれば、理解ある有能なセラピストで、BPDの治療経験が豊富な人を、子どもにあてがいましょう。

第3部　他の必須情報

❖事実ねじ曲げ作戦の犠牲者になってしまったら

私たちが話をしたnon-BPDの人の少数が、ハラスメントや虐待で虚偽の糾弾を受けたり、有害な噂のたねにされたりし、ほとんどあるいは全く事実に基づかない出来事に根拠を置いた法的措置に直面したと語りました。これは私たちが「事実ねじ曲げ作戦」と呼ぶものです。

例えば、数人のnon-BPDの男性が、数年間もBPDの人に会っていないのに、性的虐待や暴力行為で糾弾されたと言いました。ひとりは暴力を振るう男性のための法廷命令による講座に、通わねばならなかったそうです。

あるnon-BPDの人は、BPDをもつ妻と離婚後、元妻が共通の全友人と同僚に、彼が性的に不能で彼女に性病をうつしたと語ったと言いました。どちらも真実ではありませんでした。

単なるBPDの人いじめではありませんか？

私たちはBPDと事実ねじ曲げ作戦の間に、因果関係を主張するものではありません。このように振る舞う人たちの何パーセントかは、BPDを抱えているかもしれません。何パーセントかは緑色の瞳で金髪でしょう。さらに、何パーセントかは中西部の小さな町の出身かもしれません。言い換えれば、あらゆるタイプの人たちが、噂を広めるのです。人格障害のある人もない人も。

しかし、BPDの人が事実ねじ曲げ作戦に手を染めると、いくつかの場合には、境界性人格障害がその人の状況の見方に影響するかもしれない、と想定するのが理にかなったことです。

どうしてそうなのでしょう?

BPDの人は、あまりにも裏切られたとか見捨てられたと感じているので、自分の感情を正当化するため、自分の感情の現実と対応するように事実を再配置してしまうという可能性があります。言い換えれば、これほどBPDの人が怒るということは、あなたがその激怒に火をつけるようなことをしたに違いないというわけです。

136ページで引用されたBPDをもつダグは、起きている可能性のあることについて、別の手がかりを提供してくれています。BPDの人はnon-BPDの人によってひどく傷つけられたと感じているので、報復が唯一の選択肢に見えるのです。「自分が欺かれていると確信しきっていたので、彼女をひどいめにあわせても正当なことなのだと感じていたのです」

事実ねじ曲げ作戦は、あなたとはほとんど関係ないかもしれません。代わりに、過去の関係や子ども時代の虐待に関係しているかもしれません。

私は何をすべきですか？

あなた自身とBPDをもつ人のために、状況を沈静化するべく、できる限りのことをするのが何より大切です。必要であれば、専門家に外からの援助を求めましょう。暴力の脅迫は何であれ真剣に受け止め、自分自身を防護しましょう。これらは一般的なガイドラインにすぎません。あなたの状況は、何か別の独自の反応を要求するものかもしれません。

- もし、BPDをもつ人のせいであなたが子どもと会うことが困難になるのではないかと懸念しているのなら、その件を弁護士に相談し、弁護士の勧める事前対策となるステップを踏みましょう。多くの男性が、養育権や訪問権の争いでは、法的組織が女性優位になっていると言います。このような状況の人たちを助けるため、父親の権利グループが出現してきています。BPDをもつ人の中には、良い親ではあるけれども、自分の診断のせいで養育権を失うのではないか、と心配する人たちもいます。私たちは、子どもの置かれる場所と養育権の決定は、性別や精神科診断を含む固定概念に基づくべきではないと信じています。法廷はBPDに関して教育されねばならず、子どもの最大利益に基づいて裁定を下さねばなりません。

● できるだけ早くにあなたの法的権利を確認してください。あなたの州や郡の法律を正確に知るまでは、大きな決断をしたり、行動を起こしたりしないように（例えば、ある男性はBPDをもつ妻と共有していた家を出ましたが、それから、移転のせいでいくつかの法的権利を失ったことを知ったのです）。腕がいいばかりではなく、あなたの話を聞き、信じてくれて、緊急事態に頼れる弁護士を見つけましょう。

● あなたがBPDの人にされているのと同じように行動したくなる誘惑があるかもしれません。しかしながら、それこそBPDをもつ人の思う壺かもしれません。そのように反応すれば、それこそBPDの人は、あなたがBPDの人を犠牲者にしているという証拠を出してくるでしょう。この罠にはまらないように。いつでも確実な道を通りましょう。短期的には得に思われるものを選んでしまわないようにしましょう。自分自身の価値観を見過ごさないようにしましょう。

- どのような形であっても、とにかく反応することがBPDをもつ人の行動を長引かせるときがあります。その理由は、そもそも一連の騒動自体がBPDをもつ人の側の、あなたをふたりの関係に関わらせておこうという努力だから、ということです。どのような反応――特に感情的なもの――でも、BPDをもつ人の行動に報酬を与えてしまいかねません。相手側の行動の短期的および長期的な波及効果を見極めましょう。もし、顚末が深刻で現実的なものであれば、今、行動する必要があるでしょう。顚末が重大でなければ、全く反応しないことを考慮しましょう。長期的には最善かもしれません。
- あなたが何をしようとも、いかに挑発されようとも、BPDの人を身体的に脅かしたり、傷つけようとしたりしてはいけません。私たちが話をした数人のnon-BPDの人がBPDの人を殴ってしまいました。BPDの人が「そのように駆り立てた」と言うのです。身体的暴力には言い訳がありません。それほど制御不能に感じるのならば、即刻立ち去りましょう。
- 必要ならば、治療を求めましょう。事実ねじ曲げ作戦は非常にストレスの大きいものですし、あなたには、この件に利害関係のない誰かが、味方として必要です。BPDの人と知り合いでない人を見つけましょう。複数のnon-BPDの人が、このような状況のため、本気で自殺を考えたと言いました。このように感じているのでしたら、今、助けを求めましょう。

私たちに連絡してきたnon-BPDの人は、以下の件についての懸念を表現しました。これらの懸念があなたに特定的な状況に、どの程度当てはまるか、考えてみたほうがいいでしょう。それから、必要が生じる前に最善の対応を計画してください。

- 会う時や電話での会話の間、第三者をおく必要。
- BPDの人に関する活動を文書化する必要。
- 友人、親戚、同僚、知人からの質問に対応する必要。
- どのようにBPDが、BPDをもつ人の行動に影響するかについて、他人を教育する必要。
- あなた自身の安全を確保する必要。

❖ふたりの関係について決断を下すこと

ＢＰＤをもつ誰かを大切に思っている人たちは、通常、多大な苦痛を味わっています。そのままの関係にとどまるのは耐え難いのですが、だからといって別れることは考えられない、あるいは不可能に思われるのです。

このように感じるのは、あなたはひとりではありません。私たちが話をしたnon-BPDの人ほぼすべてが、同じ思いを同じように語りました。けれども、たとえこの瞬間には見えていなくても、あなたには選択肢があります。このセクションは、あなたが選択肢を徹底的に考え、あなたにとって正しいと感じられる個人的決断にたどり着けるよう、援助することを意図したものです。

予想可能な段階

ＢＰＤをもつ人を愛する人たちは、類似した段階を通るように思われます。関係が長く続くほど、各段階がより長くかかるようです。これらは、人々が通過する一般的な順序でリストされていますが、大多数の人々はそれらの段階を行ったり来たりもするのです。

①　混乱段階：これは一般に診断が知られる前に起こります。Non-BPDの人は、BPDの人が時々無意味に思われる方法で振る舞う理由を理解すべく、葛藤します。とらえ難い解決方法を探し求め、自分自身を責め、あるいは諦めて混沌状態に生きています。Non-BPDの人がBPDについて学んだ後ですらも、BPDの人がどのようにこの複雑な障害から個人的な影響を受けているのか、知的レベルで本当に理解するには、何週間も、または何カ月もかかる可能性があります。この障害は人々に異なる形で影響するからです。感情的なレベルで情報を吸収するためには、さらに長くかかるかもしれません。

②　外に向かう段階：non-BPDの人はこの障害を持つ人物に関心を向けるようになります。専門家の治療を受けるように促し、変化させようと試み、アクティング・アウトやアクティング・インの引き金を引かないように、最善を尽くします。この段階の

人々は通常、大切に思っている人を理解して共感するという努力から、BPDについて学べるだけのことを学びます。

Non-BPDの人が怒りや悲しみの感情を認めることができるようになるまでには、長い時間がかかるかもしれません。特にBPDの人が親か子どもであれば。BPDがBPDの人の落ち度ではないと、大半のnon-BPDの人が知的レベルでは理解するのですが、怒りの反応は非常によくみられます。

それでも怒りは、ある状況への反応としては、不適切なほど大きいと思われますから、BPDをもつ人のコントロールを超えているのでしょう。そのためnon-BPDの人はしばしば、自分の怒りを抑圧してしまい、代わりにうつ、絶望感、罪悪感を経験するのです。

この段階のnon-BPDの人の主たる課題には、自分自身の感情を認めて対処すること、BPDの人に自分自身の行動への責任をとらせること、BPDの人がnon-BPDの人の望むように振る舞ってくれるという幻想を断念することなどがあります。

③　内に向かう段階：最終的に、non-BPDの人は内面を覗き込み、自分自身の正直な

鑑定を行います。関係の成立には2人の人間が必要で、この段階のnon-BPDの人の目標は、2人の関係を現在のような関係にするに際して、自分の果たした役割をよりよく理解することです。

例えば、BPDをもつ妻がいるnon-BPDの人は、自分にはBPD特性のあるパートナーを選ぶ傾向がある、と発見するかもしれません。あるいは、あるnon-BPDの人は、BPDをもつ弟に自分の個人的境界を明白に伝えてもいなければ、自分自身が一貫して遵守してもいないのに、BPDをもつ弟には認識して尊重することを期待していた、と気づくかもしれません。

ここでの目的は自己叱責ではありません。洞察と自己発見です。良い知らせは、あなたはBPDの人を変えられませんが、あなた自身は変えられるということです。

④ 決断する段階：知識と洞察で武装して、non-BPDの人はふたりの関係についての決断を下そうと葛藤します。

この段階は何カ月、あるいは何年もかかるでしょう。この段階のnon-BPDの人は自分の価値観、信念、期待、想定と、決断を下すに際してこれらがどのような役割を演じるのか、明確に理解する必要があります。こういったことは私たちの中核部分であるのですが、毎日の私たちの生活にどのように影響しているか検討する時間をとっていないのです。

例えば、ある身体的暴力を振るう妻のいる男性は、離婚に強く反対する保守的な家庭の出身でした。友人たちは彼女と別れるように助言しましたが、彼は彼の生家の家族を気にして、そうすることはできないと感じていました。

あなたは自分の信念や価値観が、これまでずっと自分の役に立ってきたと思うかもしれません。あるいは、あなたの人となりが本当に反映されているかどうか判断することもなく、信念や価値観を、生まれた家庭から受け継いでいたとわかるかもしれません。どちらにしても、あなた自身の――他の誰かのではなく――価値観に導かれることが大事です。

⑤　解決期：この最終段階になると、non-BPDの人は自分の決断を実行し、それに従って生きていきます。ふたりの関係がどのようなものであるかによって、一部のnon-BPDの人は、時間経過とともに何度も気持ちが変わり、違う選択肢を試すかも

しれません。

最終的には、私たちが話をした大半のnon-BPDの人は、静穏の感覚を得ていました。BPDについて何の情報も得たわけではないのに、とてもうまくやってこれたと感じていたのです。多くのnon-BPDの人はまた、その経験が価値あるものであって、その経験なしでは決して学ばなかったであろう自分自身に関することを教えてくれた、とも言いました。

白と黒を超越して

BPDをもつ人の白か黒かという思考方法をまねて、自分には2つしか選択肢がないと信じるのは容易です。とどまるか、去るか、ということです。しかし、他にも多くの選択肢は存在します。例えば、

① BPDの人があなたの境界を侵したときには必ず、一時的にその状況から離れる。
② ふたりの関係から一時的な（数日、数週間、あるいは数カ月）休暇をとる。

③　BPDをもつ人の行動を非個人化することを学ぶ。
④　関係にとどまるか、別居する。
⑤　関係の親密度を下げる。
⑥　BPDの人と過ごす時間を減らす。
⑦　あなた自身の関心、友人、有意義な活動を開拓し、人生でよりいっそうのバランスを達成する。
⑧　BPDの人がセラピストにかかるか、変化することに前向きである限りにおいて関係にとどまる、とBPDの人に伝える（しかしながら、これは、あなたがBPDの人をコントロールする、あるいは脅かすためにその要求を出している場合、成功しないでしょう。あなた自身のケアをするためにこういった手段に出るであろうというBPDの人への通告にすぎないことを、明らかにせねばなりません）。

また、治療は長期でかなり努力を要するもので、本気で取り組まねばうまくいかないということを覚えておきましょう。もしBPDの人があなた（あるいは他の誰か）を懐柔するためだけに、セラピストにかかっているのなら、賢明でない時間とお金の使い方です。

⑨　決断を下すのに相応しい気分になるまで、決断を先延ばしにする。
⑩　あなたがセラピストにかかって、あなた自身の問題の解決を図るまで、決断を下すのは延期する。

あなた自身へ問うべき質問

BPDをもつ人との関係について決断を下す際には、以下の質問のいくつかを自問してみましょう。

- 私はこの関係から、何を得たいのでしょうか？　この関係で必要としているのは何でしょうか？（この2つは非常に異なったものかもしれません）
- どのくらい自分自身をこの人に委ねられるでしょうか？　この人にどのくらい自分の感情をオープンにできるでしょうか？　このことは自分にとって、どのくらい大事でしょうか？
- この関係にとどまることで、私には身体的な危険があるでしょうか？　身体的虐待を被るのを避けるため、または自分自身がコントロールを失って身体的虐待を働くのを妨げるため、家を出なければならなかったことはあったでしょうか？

● この決断は子どもにどう影響するでしょうか？　子どもに関して、私の法的権利と責任はどのようなものでしょうか？　子どもたちにとって最善なのは、どういうことでしょうか？

● この関係は私の私自身との関係にどう影響しているでしょうか？　自分の気分や自尊心がBPDをもつ人の行動に影響されていることに対して、私は平気なのでしょうか？

● BPDの人は変化する準備ができて初めて変化するであろうという事実を、私は受け入れることができるでしょうか？　BPDの人は行動を修正することに、どの程度前向きでしょうか？　変化が起こるまで私は待てるでしょうか？　あるいは、変化が決して起こらなかったときには、現在のままの状態で生きていけるでしょうか？

● BPDの人が私の境界を侵した場合、私の選択肢はどのようなものでしょうか？　それらは長期的解決でしょうか、短期的解決でしょうか？

● 私がとどまった場合、何が起きるでしょうか？　私が去ったら、何が起きるでしょうか？　どのような現実的な考慮（例：財政面）を、私はせねばならないのでしょうか？

● 私は自分には幸せになる権利があると信じているでしょうか？　私は他人のために自分を犠牲にしているときだけ、価値があるのだと信じているでしょうか？
● 現在、一番幸せなのはいつでしょうか？　この人といる時でしょうか？　ひとりの時でしょうか？　他の人たちといる時でしょうか？
● 私の決断で動揺しうる家族や他の人々に逆らうだけの、エネルギーや不屈の精神はあるでしょうか？
● 私は本当に自分の決断をしているでしょうか？　それとも、他の人たちが私にしてほしいと思っていることをしているでしょうか？
● 私の決断が法的にどのような波及影響を及ぼすのでしょうか？
● 私はBPDの人を愛しているのと同じくらい、自分を愛しているでしょうか？
● 私は、ある種の状況では他人の虐待を受け入れてもかまわないのだ、と信じているでしょうか？　そうであれば、どのような状況でしょうか？
● 友人が私の状況にあって、この関係の話を私に伝えたとしたら、どのような助言をするでしょうか？

他のnon-BPDの人の話

こういった決断をあなたに代わって下せる人はいません。そして、決断は下すのに長い時間がかかるかもしれません。あなたは、この本を置いて、1年間この本のことを忘れ、準備ができたときに戻ってくるかもしれません。

選択をするにあたっては、正しい方法も間違った方法もありません。けれども、他の人たちがBPDをもつ人との関係について、どのように決断したのかという話を伝えることはできるでしょう。

ヴィクター、40歳の男性：「元妻と私は共に映画好きです。ある晩、私たちは映画に行って、手を握り、ポップコーンを食べて、レモネードを分け合い、帰宅して、眠る前に性行為をしたとしましょう。けれども、翌日友人に会うと、私は映画を見に行った話をし、彼女は木星の惑星のひとつでゴルフをしていたかのような話をするのです。彼女の話と私の話は別ものなのです。私たちの話は決して同じになりません。

これは、私たちの関係の終末も描くことになった言葉です。彼女は浮気をして妊娠しました。私は精管切除を受けていましたが、彼女は子どもを私のせいにしたのです。私たちの友人たちに『あの気違い男と結婚しなければ、妊娠なんてしなかったわ』と言ったのです。

私は忙しかった一日の後で、元妻とベッドに横になっていたときのことを、決して忘れないでしょう。私たちはただ話をしていました。私たちの10歳になる娘がドアから頭を出しました。私は彼女を抱きしめて、娘は私たちと一緒に横になり、その日の出来事を語り始めたのです。元妻は爆発し、娘に私たちの部屋から出て行くように命令し、『私は自分の生活が嫌でたまらないわ。母親になるのは好きじゃない』と叫んだのです。

私たちの娘がじゃまをしたとでも言うのでしょうか！　私は喜んで彼女の話を聞き、彼女の一日について尋ねていました。それは犯罪だったのです。私は『私は自分の生活が好きだ。君はどこがおかしいんだい？』と考えたのを覚えています。私たちは同じ映画館にいたはずなのに、同じものを見てはいなかったのです。

離婚を考えていると彼女に告げたとき、彼女は繰り返し私の成人している子どもたちや、上司、友人に電話をして、信じがたい糾弾をしました。私が子どもに性的いたずらをしたと言ったのです。私が所得税をごまかしている、と。彼女を殴った、と。私は失業しかけました。彼女の電話から友人たちを守るために、大半の友人との縁を切りました。

悲嘆を乗り越えるのは、私が今までしたことの中で一番困難なことでした。私はBPDをもつ妻を本当に愛していたのです。私はそうであったもの、ではなくて、そうなりえたもの、を悲嘆していたのです。結婚に望んでいたもの、彼女に望んでいたものがなくなって、嘆いていたのです。

私の結婚が終結して１年になり、私の人生は新たな形をとり始めています。私は自分自身の感覚を、再び信じ始めました。新しいプロジェクトがあり、新しい店を開く計画があり、古い友人のサリーとの安定した交際関係があります。燃えるような恋愛ではないのですが、私たちは同じような話を友人に語ります。一種の整合性があるのです。彼女は自分の生活を気に入ってもいます。

彼女もまた映画好きです。でも翌日には映画に行ったと意見が合います。同じ映画を見てきたと友人に話さえします。ロマンティックコメディーであって、ＳＦではないのです」

ローダ、25歳の女性：「BPDをもつボーイフレンドとは何度も別れたのです。彼は何をしたかわかっていると言って謝るのです。これからは変わるからと言うので、よりを戻してしまうのです。

私にとっては、彼はそれだけの価値があるのです。親切で美しくて、情熱的で寛大な男性なのです。彼ほど愛されているのだと感じさせてくれた人は、他に誰もいません。彼は私を定義づけしてこないので、私を破壊することはできないのです。定義するのは私なのです。それに私は「ほどほどの」BPDの人と付き合っているので、とても運がいいのです。彼は激怒したり、暴力的に爆発したり、私を裏切ったりしない（彼はエイズをとても恐れています）し、私を喜ばせるために、自分の振る舞いを変えようと真摯な努力をしてくれるのです。

私は時々、孤独になりたいという強い欲求を感じるので、この関係は私には合っています。私がおなじみの「価値下げされた」状態のときには、その時間をひとりになって、彼抜きで他のことを楽しむのに充てるのです。

今現在彼は順調にいっているかもしれませんが、生活の中で何かが、自殺を考えるようなうつや、アルコール依存症の再発の引き金になるかもしれません。そんなこと、誰にわかるというのでしょう？　私はリスクを意識しています。でも私は彼を愛していて、できる限り、彼が私の人生の中に存在することを楽しもうと考えています」

リチャード、38歳の男性：「私は恋に落ちたのと同じ理由から、妻と一緒にいたのです。彼女は聡明で、美しくて、機知に富んでいて、情熱的で、一緒にいて楽しいのです。結婚した時、私は彼女が境界性人格障害を抱えているなどとは、知りませんでした。実際、私は臨床的に診断が下るまで、BPDがどういうものか知りませんでした。前から問題があることは知っていて、時にはフラストレーションがたまったし、時には腹が立ちました。時には、心底恐ろしくなりました。とはいえ、何がどうあっても、彼女は私が愛した女性であり、たまたま精神疾患を抱えていたということです。

最悪の事態の間でも、私は決して別れることは考えませんでした。多分、私は古風なのでしょうが、私は自分の誓いの言葉、『良き時も悪しき時も、病める時も健やかなる時も』を信じています。私はそんなに簡単に関係を投げ出す気はありませんでした。特に、いい面がたくさんある関係ですから。彼女は病んで、それもとても病んでいましたが、私はいつでも彼女の良いところを見ることができました。彼女が多発性硬化症や癌にかかっても、私は彼女と別れなかったでしょう。病が身体の病ではなく、精神の病だからだといって、どうして彼女と別れましょうか？

4年間彼女がセラピーを受けて、入院もして、私たちの結婚はとても親密になりました。忠誠への報酬は偉大でした。最初に私が彼女に魅了されたのと同じ情熱、同じ美貌、同じ機知がすべて、そこにあるのです。しかし、BPDの恐怖と混乱は消えました。この経験で成長したのは、彼女だけではなかったのです。私も成長したのです。

シルビア、65歳の女性：「私はBPDをもつ息子のジョンをとても愛しています。長年、息子がうまくやっているかどうか次第で、生きるか死ぬか、でした。また飲んでいるのかしら？　自堕落な女性と関わっているのかしら？　必要もない物に、有り金をはたいてしまっているかしら？　私は絶え間なく息子に現金を与え、また別のルームメートに追い出されてしまうと、滞在する場所を提供してきました。彼が怒鳴りちらしわめきまくり、彼の全人生でうまくいかなかったあらゆることに対して、私と父親を責めるのを聞いてやりました。

私の夫であるポールが心臓発作を起こしてから、事態は変わりました。ポールは今では大丈夫なのですが、しばらくの間、生き延びられるのかはっきりしませんでした。この危機は、私が息子に注目しすぎていて、自分自身も夫も娘との関係も失いかけていると、認識する役に立ったのです。

私は息子の渾沌状態から退かねばなりませんでした。息子を救い出したり、長広舌を聞いたりすることについて、個人的境界を設定したのです。ジョンは私たちの新しい境界を喜びませんでした。3年間、完全に絶縁しました。これはとても苦しいことでした。けれども最終的にジョンは、全く関係を続けないよりも、境界付きでも私たちと関係を保つほうがいいと判断しました。だいたい、月に1回会っています。電話でも話します。緊張感がありますが、我慢できるものです。

私は目標、夢、幸福を伴って、人間に戻った感じがします。境界は皆に利益をもたらしたと思います。ジョンにさえも。私たちなしでも、人生を管理できると学んだのですから。

今でも、息子ともっと親密な関係を持てたらいいと思います。息子がもっと自分のケアをして、治療を受けてくれたらいいと願っています。けれども、ジョンを変えられないことは受け入れました。私には彼を愛することしかできず、自分自身を愛して、他の家族を大切にしながら、私の知る限りで最善の母親になるしかありません」

❖資格あるセラピストの選択

セラピストは、BPD患者を診ることは感情的に消耗するが、しばしば報われるものでもあると感じています。

セラピストもnon-BPDの人が経験する防衛機制の大半を経験します。BPDの人は、ある日にはセラピストを台座上に崇め奉り、翌日には価値下げをするかもしれません。BPDクライアントはセラピストへの激怒としがみつきを、交互に示すかもしれません。

とはいえ、セラピストとnon-BPDの人の違いは、セラピストがこのような行動をあまり個人的に受け止めないことです。自分の受けた専門的な訓練を用いて、BPDの人が自分の感情、行動、思考を検査し、より健全な適応方法を学ぶように、助けることができるのです。

セラピーの問題

現実生活では、多くの問題が発生しうるのです。セラピーに関してばかりではなく、セラピストとクライアントの関係においても。

主たる問題は、BPDがかなり新しい診断であるということです。アメリカの診断基準に1980年に追加されたばかりです。多くの——おそらく大半の——メンタルヘルスの専門家が、いまだに、BPDがどのようなものであるか、何がそれを引き起こすのか、どう治療するのか、把握しようと努力している段階にあります。

皮肉にもその結果は、BPDが過少診断も過剰診断も受けてしまうということです。BPDはしばしば「ゴミ箱診断名」と言われます。セラピストは、クライアントが治療しにくく、他の診断がどれも合致しないように見えるときに、しばしばこの診断を下すからです。

同時に、教科書例のようなBPDをもつ多くの人々が、この障害について精通しているべきなのに精通していない専門家のせいで、診断を受けずじまいになるのです。結果としてBPDの人は誤った治療を受けてしまい、non-BPDの人は障害について知ることができなかったり、障害が自分の大切に思う人の行動にどう影響しうるか理解しそびれたりするのです。これは、私たちの遭遇した最もよくある治療関係での問題でした。

以下に挙げるのは、BPDの人とnon-BPDの人の両方が報告した治療関係でのよくある問題です。

● セラピストがBPDと診断するものの、その治療には経験がなく、BPDクライアントを効果的に治療する方法を知りません。時として、何らの改善もないまま治療が何年も続きます。別の症例では、クライアントのニーズがセラピストを圧倒してしまい、セラピストが治療をやめてしまいます。これはクライアントにとって、壊滅的打撃です。

● セラピストがBPDについての最新の研究についていっておらず、クライアントに不正確な情報を与えます。私たちの知っている一臨床家は、1970年代に捨て去られたBPDについての理論を、いまだに患者に伝えています。これは特に厄介な問題です。研究者たちは、BPDについて、またその新しい治療について極めて活発に研究をしていて、これがクライアントに本物の希望を与えうるからです。自然なことですが、多数のBPDクライアントを治療している専門家は、最新の理論や所見に通じていることが多いのです。

- セラピストがBPDの人とネガティブな経験をしており、新しいクライアントの治療にネガティブな予想と態度を持ち込みます。セラピストはBPDの人にBPDは決して良くならないと伝えたり、クライアントを固定観念通りのBPDの人のように扱ったりするかもしれません。これは自己充足的な予言となりかねません。

- BPDの人がセラピーを受けにきて、意識的にせよ無意識にせよ、――おそらくはセラピストから認めてもらいたくて――BPDの特徴を隠蔽します。臨床家は、BPDの人の生活での全問題は他の人たちによって引き起こされているのだろうと、BPDの人に保証してしまい、知らず知らずに障害にエネルギーを補給してしまいます。こうなるとnon-BPDの人は、セラピストが表面ばかり見て内面に気づかないと、極度にフラストレーションを感じます。

- BPDの人は、セラピストがBPDの人の直面したくない繊細な問題に近づきすぎると、セラピーをやめてしまいます。このような場合、BPDの人はセラピストがどこかおかしいと言います。するとnon-BPDの人はどうしてBPDの人がたくさんのセラピストにかかったのに、受け入れ可能なセラピストを見つけられないのか、不思議に思います。これはもちろん、セラピストの落ち度ではありません。実際、セラピストがすべきことをしている徴候なのです。

● クライアントの入っている保険の種類により[*1]（支払い可能か不可能か）診断が左右されます。9つのBPD特性のうち8つを抱えた女性が、彼女のHMO[*2]での主治医（精神科訓練は皆無に近い）に、BPDではないかと思うと語りました。5分間の「検査」後、その医師は彼女には障害はないと述べ、紹介状ではなく処方箋を与えました。BPD――診断に何週間も何カ月もかかりうる――は、この女性の保険プランではカバーされていませんでした。

診断からクライアントを守ること

臨床家が、クライアントに知らせずにBPDと診断するということは、非常によくあるこ

＊1　75ページの注参照。
＊2　77ページの注参照。

とです。

セラピストは、BPDクライアントがさらなる恥辱を経験するか、自分自身にレッテル貼りをして、新しいもっと健康な自己を身につけることが難しいと感じてしまうことを恐れて、BPDの人には診断を言わないと言います（多くのBPDの人は自分が誰であるのか定義するのに苦しんでいます。そのためにアイデンティティーとしてBPDにしがみつく人もいます）。

セラピストはまた、BPDと診断された人たちには教材やサポートグループがほとんどないので、と言って診断を伝えない場合もあります。しかし、BPDに関する多数の本が出版され、インターネット上でのBPD情報は雨後の筍《たけのこ》の勢いなので、この言い分はもはや真実ではありません。加えて、セラピストはいつでも、BPDの人なりnon-BPDの人なりのためのサポートグループを創設するべく、指導者的役割を果たせます。

さらに、セラピストは、BPD診断は有用でない、まだBPDについては十分に知られていない、あるいはBPD感情や行動はとても普遍的なので、BPDは個別化された障害としての条件を満たさない、などと信じているかもしれません。

精神障害の分類の中で、BPDの定義と範疇分けに関する論争があります。一部の専門家は、BPDが心的外傷後ストレス障害（PTSD）の一形態であると信じています。解離性障害であると主張する人もいます。気分障害だという信念を持つ人もいるのです。私たちの意見は、BPDについては未知のことが多いものの、DSMでBPDがいかに定義されるかに関係なく、BPDについての大量の知識があり、クライアントはそれを学んで利益を引き出せるというものです。

そして、BPD感情や行動が普遍的であるのは真実である――実際、これはこの本の主要点のひとつです――一方、こういった特性がどこからBPDの症状になるのか判断するのは、セラピストの仕事なのです。ちょうど、各臨床家が、正常の悲しさと医学的うつ病を区別しなければならないのと同じです。

最後に、多くの保険会社やHMOがBPDの治療への支払いをしないので、多くのセラピストはBPDの代わりに、正当な二次的病態（うつや物質乱用など）を診断に用います。

言うべきか言わざるべきか？

セラピストは、クライアントにBPDという診断を伝えるかどうか決定するにあたり、最善の判断をしなければなりません。恥ずかしいという思いを増大させないとセラピストが自信を感じるまで，知らせないほうがいいクライアントもいるでしょう。けれども，一般に私たちは，セラピストがBPD診断を非常に頻繁に隠蔽すると考えています。

何年も昔，医師たちは不治の病の患者たちに，死ぬかもしれないと伝えませんでした。患者にはそのような気の滅入る知らせは与えないほうがいい，と信じられていたのです。今日，この同じ態度がBPDの場合にもみられるようです。「BPDについては，できることが何もありません。それなのに，なぜ患者に伝えるのですか？」と，誤った知識を持つ臨床家が私たちに尋ねました。

BPDは，私たちが語り始めないと，もっとよく知られるようにはならないでしょう。一部の人がこの障害に付随していると感じる汚名（スティグマ）は，メンタルヘルスの専門家がこの障害について，そしてその治療法について教育をもっと受けたとき，初めて消滅することでしょう。

秘密を守るのは難しいのです

セラピストがクライアントにBPD診断について伝えるもうひとつの理由は，いずれにしても，知ってしまうであろうから，です。私たちが話をした多くのBPDの人は，セラピストとの話し合いを通じてではなく、次に述べるような他の手段でBPDを知るようになっていました。

- 請求書に表れた医学コードを調べて。
- カルテを盗み見て。
- BPDについての記事を読み、自分自身を認識して。
- World Wide Web（インターネット）でBPDCentral.comを発見して。
- 博識な友人や家族がいて、BPDかもしれないと示唆したから。

しばしばクライアントは、セラピストが重要な情報を隠していたと気づくと、腹を立て、裏切られたと感じます。これは治療関係に良い結果をもたらしません。他人は信頼できるのだとBPDの人に教えることができなくなります。

BPDを白日の下にさらしましょう

BPDがよりよく知られるようになるにつれて、臨床家がクライアントに診断を隠すことは、もっと難しくなるでしょう。そうなると、クライアントは障害について学べるようになり、回復において能動的な役割を果たし、BPDをもつ他の人々からのサポートを求めることができるでしょう。

そしてこの障害がより知られるようになれば、もっと多くのnon-BPDの人が、BPDこそ、その人の愛する人がとる謎の行動の原因かもしれないと、知ることになるでしょう。それから、苦痛と怒りを癒すためのステップを踏み、BPDの人のしばしば有害な行動の背後にある感情に、もっと敏感になることができるでしょう。

セラピストになる可能性のある人に聞く質問

以下に挙げるのは、あなた（あるいはあなたが大事に思っている人）が、有能で経験豊かなセラピストを見つけるのに役立つであろう質問です（あなたがnon-BPDの人であれば、BPD行動がBPDの人を大切にしている人々に及ぼす影響を理解してくれるセラピストを見つけるように、これらの質問を修正してください）。ここでの質問は、BPD治療におけるセラピストの専門知識を判断する役に立つように、企画されているものです。保険、費用、臨床的専門知識、類似の件についても、一般的な質問をすることになるでしょう。

①　**先生はBPDの人たちを治療していますか？**　セラピストのBPDクライアントに対する態度を判断するため、セラピストの身体の動きと声の調子に注意しましょう。

②　**治療しているのならば、BPDとはどのようなものであり、何が原因だと思いますか？　愛する人がBPDをもっていると、他の人はどういう影響を受けますか？**　こういった質問への答えをよりよく理解できるように、BPDに関する本を、何冊か読むように勧めます。セラピストの知識が、あなたに劣るならば、探し続けたほうがよいでしょう。

③　**BPD患者への治療計画はどのようなものですか？**　提供する治療について、明確に全般論を述べることができ、さらに、治療は各個人のために修正されるべきであると言う治療者を探しましょう。治療計画のないセラピストは、BPDの危機に出合うと軌道から逸れがちで、長期継続の問題に取り組むところに決してたどり着けないようです。

④　**自傷に対して特定的な治療を提供していますか？　物質乱用は？　摂食障害は？**

あなた自身の懸念をここに入れ替えましょう。

⑤ ＢＰＤは良くなると思いますか？ 思うのでしたら、個人的に治療したＢＰＤの人で良くなった人はいますか？ セラピストとあなたが、同じ目標を共有していることを確認しましょう。

⑥ 薬物治療に関する先生の見解は？ セラピストが精神科医ではないなら、必要な時に誰が処方するのか尋ねましょう。

最後に、ここに引用するのは、ある回復したＢＰＤの人のセラピスト選択についての考えです。

「ＢＰＤの治療に成功するには、たぐいまれなる人が必要です。自己制御、規律、正直さ、率直さ、共感、忍耐、そして逆境に直面しても不屈の楽観主義を有する人です。セラピストは、ＢＰＤをもつ人の一番内奥にある思考を探ることに本質的につきまとう、無慈悲な虐待を受け入れるだけの鋼の根性と、それにもかかわらずＢＰＤをもつ人を思いやり続ける温かで優しいハートを持っていなければいけません。

セラピストは、ハリケーンの真っ只中に柱にしがみついているかのごとく、厳格な境界を固守できねばならず、大いなる利益をもたらすときには、柔軟にそれらを曲げることができねばなりません。

セラピストはBPDの人によって不可避的に挑発される、正当な怒りや凄まじいじれったさの中で、爆発する誘惑にも、BPDの人が語りがたい苦痛を告白する際に、涙にくれてしまう誘惑にも、抵抗できなければなりません。

セラピストは、BPDの人が敗北感と自己嫌悪の深みにはまって、「はい」という返事など不可能であると信じている時、それに同情し、かつ叫び、激怒し、涙するBPDの人にひるみそうになる時ですらも、ノーと言う能力を持たねばなりません。

セラピストは、BPDの人とセラピストの両方にとって、全旅程がどれほど困難かということに幻想を抱くことなしに、全霊をかけて回復は可能であると信じなければなりません。

セラピストは見たままにBPDの人を評さねばならず、不適切な行動や思考パターンに関しては決して真実を出し惜しんではいけません。その一方で、おぞましい思考や行為を、思考と行為の主である人間から切り離すことができなければなりません」

希望と癒し

ようこそオズへ（Welcome to Oz：WTO）のインターネットリストの多くの人々は、何年も前に自分のBPDの人との関係を解消しています。それでも、他の人たちにサポートを与え、BPDをもつ人との関係後にも、人生は実際に良くなるのだと保証するため、リストにとどまっているのです。

Non-BPDのマリリンは書いています。

「BPDをもつ前夫と離婚してから10年になりますが、いまだに後遺症に対処しています。彼の行動を他の人たちには隠そうとして、あまりに多くの時間を費やしたので、私にはその痕跡が残っているのです。他人への信頼、世の中への信義……こういったものは私の中で破壊されてしまったのです。

それでも今は、大概において人生は最高です！　私は幸福で自信のある人間になりました。あの経験が私に私自身について多くのことを教えてくれました。その時期以前には私が避けていたことや、私自身に認めなかったことです。今では私のエネルギーを、ネガティブあるいは不健康だと感じることを修正するために使っています。もっと理性的な生活を送っているのです。

苦々しい気持ちにならないということについては――私は長い間腹を立てていました――私は最終的に、前夫は初めから意図的に私の人生を惨めにしようとしていたわけではない、と気づいたのです。私だけということではないのです。彼が誰と結婚したとしても、それは起こっていたと思います。彼がどういう人間かという理由で彼を責めるのは極度に不毛なことで、状況は何ら改善しません。

離婚の数カ月後、私は私の両親と夕食を共にしていました。私の父が前夫の悪口を言い始めました。私は父を見て『どうして、そんなことを言うの？　彼のような人をどうして憎むの？　私を害する以上に自分自身を傷つけてきたんだって、わからないの？』と言いました。苦々しさや怒りは、人を過去に呪縛してしまう感情です。そのうえ、私がネガティブな感情にしがみついていたら、私は決して自分の人生を再開することや、再び幸福になることができなかったでしょう。

私は、あらゆることの内に、そこから構築していけるポジティブな何かを見出せると、本当に信じているのです。時々、それを見つけるのにとても必死で探さないといけないこともありますが。でも、いつだって存在しているのです」

そして最後に。自分自身が境界性人格障害から回復したとみなしている女性が、WTOオンラインコミュニティーに以下の書き込みをしました。

「私はこのグループがBPDの病理、激怒、BPDの人がしうる腐ったこと、などについて多くの議論をする理由は理解できます。なぜなら、BPDの人は人を傷つけますし、それもひどく傷つけるからです。BPDの人は自分自身と自分に近い誰でも――多くの場合は両方とも――破壊する能力があるのです。こういうことを話し合うのは健全です。つまり、この痛みを吐き出すということです。

しかし、あなたがBPDの人と親しくなったのには理由があります。そして自助本を読んだり、臨床用語を理解したりしていくうち、時として、そういった理由が見失われてしまいます。

破壊されたいという渇望があったから、BPDの人に近づいたわけではないでしょう。

BPDの人には、悪い性質と同様に、その人にとって内在的で特徴的な良い性質があったから、親しくなったのです。あなたは、最終的には、そのような良い性質が勝ちを収めると信じています。

おそらく勝つのでしょう。勝たないかもしれません。あなたはマゾヒストではなく、楽観主義者なのです。保証されるかもしれないし、されないかもしれませんが。これは確かに、このすべてがあなたにとって、こんなにも苦痛である理由を説明するものです。その楽観主義を諦めて、手放すことは難しいのです。

私が治療を受け始めたときよりも、はるかに悪い気持ちになったときがたくさんありましたし、私は、病気のことを決して知らずに、治療など始めなかったほうがよかったのでは、と悩んだものです。私の思考法全体が解体されて再構築されねばなりませんでした。そして、本質的にアイデンティティーの不確定性と葛藤している人間にとっては、古い思考法は解体してしまったけれど、まだ新しいものを採用していなかったとき、恐ろしい時間がありました。その間、私は無の暗い穴に見入って、私にはアイデンティティーなどあるのだろうか、と不思議に思ったのです。

幸運にも、有能なセラピストの援助や夫や子どものサポートがあったので、私はBPDから回復できました。

それでも、私に起こったことが、あらゆるBPDの人の場合において、必ずしも起こることではないと、認識するに足るだけのことはわかっています。BPDの人の中にはこの旅をする気持ちがない人もいます。他のBPDの人は理由が何であれ、全くその能力がありません。ですから私は、あるBPDの人の近くにいる皆が、その関係にとどまるとは決して予想しません。いくつかのケース――おそらく多くのケース――では、自己を保護して人生を先に進めることが、必要で賢明でしょう。

それでも、他の場合には、もしあなたがとどまれば、可能であればと夢に見ていたものよりも、親密で素晴らしい関係で、最終的には報われることでしょう。

私が回復という旅で学んだ最も深遠な教訓のひとつは、人々が善に対して持っている信じ難いほどの能力です。この世は、試練も苦痛も不正もありますが、実際のところ、奇跡的な場です。憎悪と同じくらい、愛と親切にも満ちているのです。私は、決して絶対に以前と同じにはならない人生観をもって、このすべてから浮き上がりました。そしてそれは、すべての苦痛や葛藤を、圧倒的にそれだけの価値があるものにしてくれました」

＊＊＊

「BPDの人たちは、いつ消えてしまうかわからないので、いい気分を楽しめないと言うことがよくあります。家族もしばしば同じことをします。いい時間がどのくらい継続するのか心配しているので、リラックスしてその人との関係のいい面を楽しめないのです。しかし、〈BPDの人〉と〈non-BPDの人〉が、どれほどすぐに消えてしまうのか案ずれば案ずるほど、楽しい時間は早く消えてしまうでしょう。自己充足的な予言となってしまうのです」

――ジェーン・G・ドレッサー（登録看護師）

「家族はBPDをもつ人のことを、完全に正常で責任ある行動を期待できる人として扱うべきです。自然体でいきましょう。自分自身をセラピスト補助員に変容しようとはしないように。境界を明確にしてください。境界がはっきりしているほど、BPDの人はうまくやれるのです。これが正常性という構造を与え、それが今度はクライアントとセラピストがクライアントの問題に取り組むことを可能にします」

――オットー・カーンバーグ（医学博士）

「BPDをもっている誰かとの関係にとどまる選択をするのであれば、その人を変えることはできないという事実に直面しなければなりません。良くなる可能性はありますが、それは、その人がそうすることが自分にとって最善であると知覚したからです。

あなたをいじめ、支配することや、恐怖をあなたに投影することを許したり、激怒の入れ物になったりすれば、BPDの人は良くなりません。常に共感と距離感の問題でバランスをとり、あなた自身の境界を理解するために、懸命に努力せねばなりません」

――ハワード・I・ウェインバーグ（博士）

「BPDの人は〈non-BPDの人〉が『悪い人』、『拒絶する親』、あるいは悪い『相手』である、と証明しようとしますから、〈non-BPDの人〉には自分の怒りや苦痛を徹底操作することが非常に大切です。〈non-BPDの人〉は、自分版の現実を非常にはっきりと認識して、BPDの人が何を言おうとしようと、引き金を引かれないようにしなければなりません。

感情的支持の点でBPDの人に依存している人々は、BPDの人は常に頼れるわけではないことを理解しておく必要があります。したがってnon-BPDの人は、安定と明断を保ち、確固たるアイデンティティー感覚を維持するため、特に懸命に努力しなければなりません」

「境界性人格障害の人たちは、あらゆる問題を抱えていると言われています。BPD行動は極端です。その点には疑いがありません。BPDをもつ人たちは感情を規制するのが困難です。けれども、問題の一部はBPDの人たちは超過敏で、大半の人たちよりも共感性が高く、人々の感情を探知する能力に秀でていることです。この敏感さと正確さが、他の人たちにとって問題を生むのです」

――ポール・ハニング（博士）

「その人自身にする能力があることを、別人が引き受けてやってしまうと、依存性欲求を満たしてしまい――その裏面としてついてくるのは、多くの怒りですが――私たちがその人には自分で自分の面倒をみる能力がないと思っている、と伝達してしまいます。絶対的に必要な時にのみガイドして、BPDの人に自分自身の人生の制御を取り戻させるというのは、繊細なダンスなのです」

――マーシャ・M・リネハン（博士）

――エリス・M・ベナム（理学修士）

「私たちは皆、何が容認可能で何が容認不可能な行動であるとみなしているかについて、お互いにヒントを与えています。例えば、触られるのが好きであるか、午後10時以降に電話してもいいか、などです。私たちは多くの場合、直接的に何も言うことなく、ヒントを与えます。ほのめかすこともあり、行動で示すこともあります。私たちの顔の表情は、私たちのあるものについての感じ方を反映します。

けれども多くのBPDの人は、こういったヒントをどうにも把握できないように思われます。さらには、私たちがはっきり言った後でも、しばしばBPDの人は、まさに私たちがしないようにと言ったことを、繰り返し繰り返し行い続けるのです」

――バーバラ・ブラントン（看護学修士、登録看護師）

「BPDの人はデカルトの『我思う、故に我あり』という原則に従いません。BPDの人は代わりに『他人が私に働きかけてくる、故に我あり』と言うかもしれません」

――ジェロルド・クライスマン（医学博士）

「臨床の場では、BPDの人があまりに激しく、要求が多いので、セラピストの全注目を引き寄せます。同時に、セラピストは自分自身のBPDの人への反応にも対処せねばなりません。これは、家族の他のメンバーへの熟考や心配を促すものではありません」

——ジョン・ガンダーソン（医学博士）

あとがき

2000年に『境界性人格障害＝BPD―はれものにさわるような毎日を過ごしている方々へ―』を上梓した当時は、リストカットや過量服薬で救急受診する患者さんに翻弄され、入院治療後退院しても繰り返し同じ行動をとることを目の当たりにし、理由もわからず辟易していた頃でした。自身の診療や対応により、このような行動化の回数が減少したり、逆にあてつけのように行動化が見られることを体験する中で、家族や周囲の対応によって、患者の行動が良くも悪くも影響を受けやすいことに気づきました。そして、BPDの周囲の者の対応に関する文献や書籍をあたっていく中でめぐり合ったのが上記書籍の原著『*Stop Walking on Eggshells*』でした。

実際、翻訳版の反響は大きく、当時の日本では一般の方にとっていかにBPDに関する情報が乏しいかを実感させられました。一方で『*Stop Walking on Eggshells*』に書かれたBPDに対する対応は、現代の一般の人（大人であれ、子どもであれ）への対応全般にも広く応用できるものであり、とりわけBPDの患者に限定されたものというわけではないのです。そのように考えると、現代社会を生きる私たちは、BPDの特徴といえるものの一部やいくつかを持っている、あるいは持つ可能性が常にあると言えるのかもしれません。原著『*Stop Walking on Eggshells*』が示したBPDへの対応の仕方は、これからもBPDに関わる人だけでなく現代社会を生きる私たちにとって、多くの示唆を与えてくれるものと信じています。

出版から8年が経過し、私の臨床医の立場も総合病院勤務医から地域診療所の開業医へと変わりました。そのためもあるのか、出会うBPDの方々の行動化も8年前とは若干異なってきているように思います。リストカットを繰り返す人たちは依然として少なくありませんが、低年齢化しており、以前のように周囲にはっきりわかるようにするというより、ひとりでこっそり家族にも恋人にもわからぬようにしているということが多いような印象を持っています。

さらに、年齢が上がるにつれて、人格が交替するような激しい解離はあまりお目にかからないものの、「記憶がとぶ」「自分ではない他の人間がいるよう」といった軽度の解離を疑わせる症状や過食などの衝動行為が中心となり、他人を振り回すような華々しい自傷といった行動化はあまり認めない患者さんに出会うことが多くなったように思います。これは、私の診療の場所が変わったということによるものなのか、BPDの病理の変化なのかは明確ではありません。最近双極II型障害の患者さんがBPDの症状と似たような症状を呈することも指摘されるようになり、診断を慎重にする必要も感じています。

たとえ行動化の内容や症状が変化したとしても、BPDに対する周囲の対応の基本は変わりません。今回本書によって、BPDへの対応の基礎が、「10のステップ」にまとめられたことは大変意味があります。このようなステップが標準化することで、BPDをとりまくご家族や友人、あるいはBPDのご本人などより多くの人に浸透しやすくなると同時に、地域などでも多職種の人に浸透することで、よりBPDに関してのマネジメントがしやすくなる面もあります。医療の現場でも家族教育や患者教育などの心理教育として利用することも可能ではないでしょうか。

本書がBPDのご本人やBPDに悩む周囲の人々だけではなく、当事者が引き起こすさまざまな問題にかかわるであろう、学校、警察、司法、保健、福祉などの専門職の方々にとっても福音となることを祈ります。

二〇〇八年五月

荒井秀樹

この本に関与したセラピスト

この本のためにインタビューを受けてくれた臨床家の一部のリストである。

Elyce M. Benham, MS, NCC, LPC
Joseph T. Bergs, M.D.
Mari E. Bernhardt, ACSW, CICSW, CMFT
Lori Beth Bisbey, Ph.D., CTC, C. Psychol.
Barbara Blanton, MSN, RN
James Claiborn, Ph.D.
Jane G. Dresser, RN, MN, MEd, CS
Bruce Fischer, Ph.D.
John M. Grohol, Psy.D.
John Gunderson, M.D.
Paul Hanning, Ph.D., MFCC, CCMHC,NCC
Perry Hoffman, Ph.D.
Otto Kernberg, M.D.
Jerold Kreisman, M.D.
Marsha M. Linehan, Ph.D.
Thomas Meacham, M.D.
Susan B. Morse, Ph.D.
Cory F. Newman, Ph.D.
Margaret Pofahl, ACSW, CICSW
Laura Sunn, M.D.
Howard I. Weinberg, Ph.D.

❀ランディ・クリーガーの著書一覧❀

Stop Walking on Eggshells: Taking Your Life Back When Someone You Care About Has Borderline Personality Disorder（邦訳書『境界性人格障害＝BPD』星和書店刊）

Stop Walking on Eggshells Workbook: Practical Strategies for Living with Someone who has Borderline Personality Disorder（邦訳書『境界性人格障害＝BPD 実践ワークブック』星和書店刊）

ABC's of BPD（邦訳書『BPD（＝境界性パーソナリティ障害）のABC』星和書店刊）

Love and Loathing: Protecting Your Mental Health When Your Partner Has Borderline Personality Disorder（邦訳書『愛した人がBPDだった場合のアドバイス』星和書店刊）

Hope for Parents: Helping Your Borderline Son or Daughter Without Sacrificing Your Family or Yourself（邦訳書『BPDをもつ子どもの親へのアドバイス』星和書店刊）

なお最近書き上げた *The Essential Family Guide to Borderline Personality Disorder: New Tools and Techniques to Stop Walking on Eggshells* は，今年の秋（2008年秋） Hazelden Publishing から発売される予定である。（邦訳書は星和書店から2009年中に発売の予定である。）

著者紹介

ランディ・クリーガー（Randi Kreger）

北アメリカでは，境界性パーソナリティ障害（BPD）を持つ人の家族は，2400万人に及ぶと言われている。BPDは，気分や対人関係が恒常的に不安定であるという特徴を持つ重篤な心の病である。当事者だけでなくその家族の苦悩は，きわめて大きい。今まであまり表に出てこなかった家族の関心事を社会の最前線に引き出してきたのがランディ・クリーガーである。

1988年，ランディ・クリーガーの著書 *Stop Walking on Eggshells: Taking Your Life Back When Someone You Care About Has Borderline Personality Disorder* が出版された（邦訳書『境界性人格障害＝BPD』星和書店刊）。それ以来，7カ国語に翻訳され，発売部数は，現在までに50万部を突破している。本書は，治療者や読者から家族のためのバイブルであると賞賛されている。2002年，ランディ・クリーガーの2冊目の書 *Stop Walking on Eggshells Workbook: Practical Strategies for Living with Someone who has Borderline Personality Disorder* が出版された（邦訳書『境界性人格障害＝BPD実践ワークブック』星和書店刊）。この本も，同様の高い評価を得ている。ランディ・クリーガーの運営するウェブサイトBPDCentral.comは，インターネット上のBPDに関する最大のサイトであり，そこには，BPDに関する基本的な情報，文献，治療者のリスト，当事者の報告，家族の報告，が載っている。

1995年，ランディ・クリーガーは，インターネット上のサポートグループ“Welcome to Oz”を設立した。世間で孤立している家族は，オンライン上でここに集まり，体験を共有する。また混乱し，強いストレス状況で圧倒されている親密な他人に精神的なサポートを与えている。現在では，16,000人ほどの家族メンバーが，ここを自分の家庭のように感じて参加している。

ランディ・クリーガーは，アメリカで多くの講演会やワークショップを行っている。2008年9月には，星和書店に招かれて日本で一般の人のための講演会や専門家のためのワークショップを行う予定である。

●訳者略歴●
荒井秀樹（あらい ひでき）
1990年　金沢大学医学部卒業
金沢大学医学部附属病院勤務
1991年　高岡市民病院勤務を経て
富山市民病院精神科医長を務める
2004年　さくらまちハートケアクリニック開業
訳書：『境界性人格障害＝BPD』『愛した人がBPDだった場合のアドバイス』『BPDをもつ子どもの親へのアドバイス』（星和書店）

黒澤麻美（くろさわ あさみ）
東京都出身
1989年　慶應義塾大学文学部卒業
1990年　英国オックスフォード大学留学（～1993年）
1991年　慶應義塾大学大学院文学研究科修士課程修了
帰国後，複数の大学で英語講師として勤務。
2005年　北里大学一般教育部専任講師
訳書：『境界性人格障害＝BPD 実践ワークブック』（星和書店，共訳）
『認知行動療法を始める人のために』（星和書店，共訳）

BPD（＝境界性パーソナリティ障害）のABC

2008年8月5日　初版第1刷発行

著　者　ランディ・クリーガー　エリック・ガン
訳　者　荒井秀樹　黒澤麻美
発行者　石澤雄司
発行所　株式会社星和書店
〒168-0074　東京都杉並区上高井戸 1-2-5
電話　03（3329）0031（営業）／（3329）0033（編集部）
FAX　03（5374）7186
http://www.seiwa-pb.co.jp

ISBN978-4-7911-0677-6

境界性人格障害

＝《イコール》 ＢＰＤ《ボーダーライン・パーソナリティー・ディスオーダー》

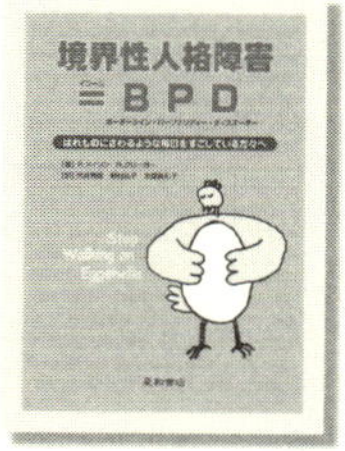

**はれものにさわるような毎日を
すごしている方々へ**

［著］P・メイソン、ランディ・クリーガー
［訳］荒井秀樹、野村祐子、束原美和子

A5判　352頁　本体価格 2,800円

周りの人を絶望的にさせる不可解な行動をとる人たちに

もうびくびくしなくてもいいの？

境界性人格障害をもつ人のまわりには、彼らの行為に困惑し、苦痛に耐えながら日々を過ごしている人が大勢います。本書は臨床医をはじめ家族や友人の方々が、そのような行為に振り回されずに彼らと付き合うにはどうすればよいか、その対処方法を、たくさんの体験談を交えながら、わかりやすく、具体的に説明したものです。

境界性人格障害

＝《イコール》 ＢＰＤ《ボーダーライン・パーソナリティー・ディスオーダー》

実践ワークブック

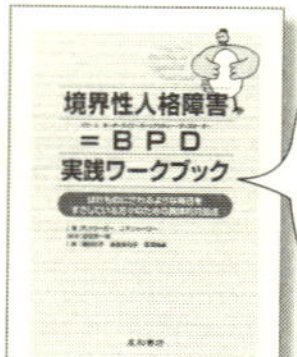

『境界性人格障害＝ＢＰＤ』との併読をおすすめします。

**はれものにさわるような毎日を
すごしている方々のための具体的対処法**

［著］R・クリーガー、他
［監訳］遊佐安一郎
［訳］野村、束原、黒澤

A5判　336頁　本体価格 2,600円

発行：星和書店　http://www.seiwa-pb.co.jp　価格は本体（税別）です

BPD（境界性パーソナリティ障害）を生きる七つの物語

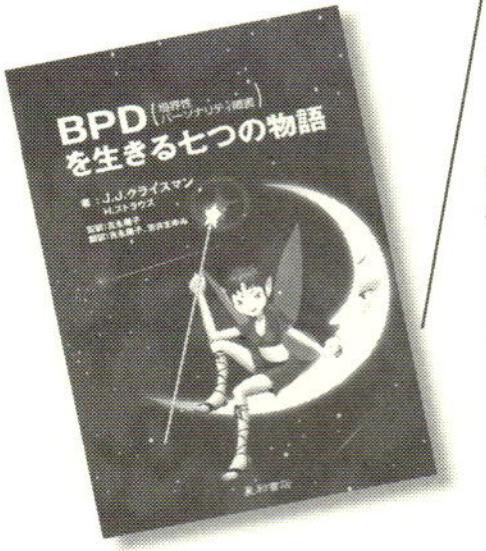

境界性
パーソナリティ障害は
必ず良くなる！

わかりやすい説明によって専門家以外の方でもＢＰＤの最新知識を得ることができます。

［著］J・J・クライスマン／H・ストラウス
［訳・監訳］吉永陽子　［訳］荒井まゆみ
四六判　528頁　本体価格 2,500円

ここは私の居場所じゃない
境界性人格障害からの回復

本書は、著者がすばらしい治療者と出会い、その治療を受けて境界性人格障害（BPD）を克服していく波乱多き成長の旅路の記録である。

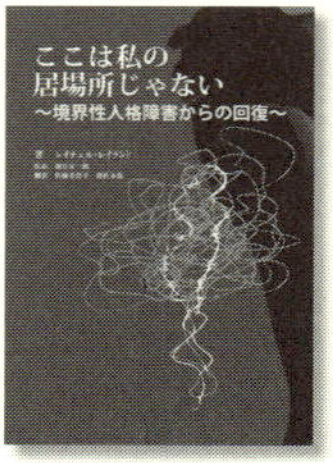

境界性人格障害を生き、
愛を発見した女性の物語

［著］レイチェル・レイランド
［監訳］遊佐安一郎
［訳］佐藤美奈子、遊佐未弥
四六判　736頁　本体価格 2,800円

発行：星和書店　http://www.seiwa-pb.co.jp　価格は本体（税別）です